护理学（中级）单科过关随身记系列

U0741471

# 2026 护理学（中级）

## 单科过关随身记（附习题）

### ——相关专业知识

全国卫生专业技术资格考试研究专家组　编写

中国健康传媒集团

中国医药科技出版社 ·北京

## 内 容 提 要

　　为了帮助未能一次通过四门考试的考生下一年度顺利通过其余科目，我们策划了护理学（中级）单科过关随身记系列。本系列图书打破了传统的知识体系，按照基础知识、相关专业知识、专业知识、专业实践能力整合相关知识、习题而成。便于考生根据自己的实际情况选择相应单科过关随身记即可。其中，"浪里淘沙-核心考点"中的内容是在分析往年考试的基础上提炼出来的核心考点，是考生要重点掌握的内容；"锦囊妙记"为考生列出了法宝级的内容，极大地减轻了复习负担；"小试身手"中的考题用来自测，检验复习效果，并且可以加强对知识点的记忆。本书适合所有参加护理学（中级）考试的考生使用。

**图书在版编目（CIP）数据**

　　2026护理学（中级）单科过关随身记：附习题．相关专业知识 / 全国卫生专业技术资格考试研究专家组编写．— 北京：中国医药科技出版社，2025.7．—（护理学（中级）单科过关随身记系列）．— ISBN 978-7-5214-5379-9

　　Ⅰ. R47

　　中国国家版本馆 CIP 数据核字第 2025R2H561号

**美术编辑**　陈君杞
**版式设计**　南博文化

出版　**中国健康传媒集团** | 中国医药科技出版社
地址　北京市海淀区文慧园北路甲 22 号
邮编　100082
电话　发行：010-62227427　邮购：010-62236938
网址　www.cmstp.com
规格　880×1230mm $\frac{1}{32}$
印张　6 $\frac{1}{8}$
字数　268 千字
版次　2025 年 7 月第 1 版
印次　2025 年 7 月第 1 次印刷
印刷　北京侨友印刷有限公司
经销　全国各地新华书店
书号　ISBN 978-7-5214-5379-9
定价　**25.00 元**

获取新书信息、投稿、为图书纠错，请扫码联系我们。

**版权所有　盗版必究**
举报电话: 010-62228771
本社图书如存在印装质量问题请与本社联系调换

# 编委会

编　者〔以姓氏笔画为序〕

| | | | |
|---|---|---|---|
| 王　舟 | 王海涛 | 王海燕 | 白　云 |
| 成晓霞 | 朱静文 | 李清世 | 吴　玲 |
| 张杰一 | 罗先平 | 罗先武 | 袁　帅 |
| 贾清华 | 郭梦安 | 唐秋菊 | 黄　青 |
| 黄传弟 | 黄连城 | 黄彩菲 | 喻惠丹 |
| 鲁　林 | 路　兰 | 蔡秋霞 | 谭初花 |

# 前　言

　　护理学中级职称认定目前实行全国统一组织、统一考试时间、统一考试大纲、统一考试命题、统一合格标准的考试制度。全国卫生专业技术资格考试护理学（中级）专业各科目成绩实行两年为一个周期的滚动管理办法，在连续两个考试年度内通过4个科目的考试，才可取得该专业资格证书。为了帮助未能一次通过四门考试的考生下一年度顺利通过其余科目，我们策划了护理学（中级）单科过关随身记系列。本系列图书打破了传统的知识体系，按照基础知识、相关专业知识、专业知识、专业实践能力整合相关知识、习题而成。便于考生根据自己的实际情况选择相应单科过关随身记即可。其中，"浪里淘沙－核心考点"中的内容是在分析往年考试的基础上提炼出来的核心考点，是考生要重点掌握的内容；"锦囊妙记"为考生列出了法宝级的内容，极大地减轻了复习负担；"小试身手"中的考题用来自测，检验复习效果，并且可以加强对知识点的记忆。

　　本书适合所有参加护理学（中级）考试的考生使用。当拿到这本书的时候，你一定要制订计划，克服困难，每天坚持复习。那些延迟出发的人很难赶上提前上路的人，一步晚，步步晚，复习备考，请及时上路。复习路上，你不是孤军奋战，这里有我们共同的精神家园（公众号：天使助力）。

<u>免费赠送数字资源（10月份左右上线），获取方式见封底。</u>

编　者

# 目 录

## 第一篇　医院感染护理学

# 第二篇　护理健康教育学

# 第三篇　护理管理学

## 第四篇　中医护理学

# 第一篇　医院感染护理学

# 第一章 绪 论

1. 熟练掌握医院感染的定义和医院感染的判断标准。
2. 了解医院感染的研究对象。
3. 熟练掌握医源性感染的分类及其防治。

## 第一节 医院感染的基本概念

浪里淘沙—核心考点

医院感染的预防和控制措施贯穿护理工作的全过程。世界卫生组织提出：有效控制医院感染的措施为消毒、灭菌、无菌技术、隔离、合理使用抗菌药物，监测以及通过监测进行效果评价。上述措施与护理工作密切相关。

### 一、医院感染的概念

医院感染亦称医院获得性感染，是指发生在医院内的一切感染。2006年施行的《医院感染管理办法》中关于医院感染定义为住院病人在医院内获得的感染，包括在住院期间发生的感染和在医院内获得出院后发生的感染；但不包括入院前已处于潜伏期或入院时已存在的感染。医院工作人员在医院内获得的感染也属医院感染。

> 锦囊妙记：病原体来自医院，不管患者在哪里发病都属于医院内感染，病原体不来自于医院，不管是否在医院内发病都不属于医院内感染。

小试身手 1. 一骨折病人入院时无肺部感染表现，4天后出现肺部感染症状和体征，该病人是

A. 医院感染　　　　B. 非医院感染　　　　C. 正常现象

D. 合并症　　　　　E. 难以确定

### 二、医院感染诊断标准

#### （一）属于医院感染的情况

1. 无明确潜伏期的感染，规定入院48小时后发生的感染为医院感染；有明确潜伏期的感染，自入院起超过平均潜伏期后发生的感染为医院感染。

小试身手 2. 对于无明显潜伏期的感染，入院多长时间后发生的感染为医院感染

A.12h            B.24h            C.36h

D.48h            E.72h

小试身手 3. 对无明显潜伏期的疾病，判断医院感染的原则是

A. 入院8h内发生感染            B. 入院16h内发生感染

C. 入院24h发生感染            D. 入院32h内发生感染

E. 入院48h内发生感染

2. 本次感染与上次住院直接相关。

3. 新生儿在分娩过程中和产后获得的感染。

4. 由诊疗措施激活的潜在性感染，如疱疹病毒、结核杆菌等引起的感染。

5. 医务人员在执业期间获得的感染。

6. 在原有感染基础上出现新部位感染（除外脓毒血症迁徙灶），或在原感染已知病原体基础上又分离出新病原体。

## （二）不属于医院感染的情况

1. 皮肤、黏膜开放性伤口出现细菌定植但无炎症反应。

2. 新生儿经胎盘获得的感染（出生后48小时内发病），如单纯疱疹、弓形体病、水痘等。

3. 病人原有的慢性感染在住院期间急性发作。

4. 由创伤或非生物性因子刺激产生炎症反应。

小试身手 4. 不属于医院感染的是

A. 无明确潜伏期，入院48小时后发生的感染

B. 皮肤、黏膜开放性伤口，虽无炎症表现，但存在细菌定植

C. 医务人员在医院工作时获得的感染

D. 新生儿经母体产道时获得的感染

E. 由于诊疗措施激活的潜在性感染

## 三、医院感染的研究对象

有广义和狭义之分，广义的研究对象是指一切在医院内活动的人群，如住院病人、医院工作人员、急诊病人、病人家属或探视者等。狭义的研究对象主要指住院病人和医院工作人员。

小试身手 5. 医院感染研究的主要对象是

A. 探视者            B. 陪护家属            C. 医护人员

D. 门诊病人            E. 住院病人

# 第二节　医院感染的分类与防治

## 浪里淘沙—核心考点

按病原体来源不同分为内源性感染和外源性感染；**按感染途径分为交叉感染、医源性感染和自身感染**。

### 一、外源性感染及其防治

**外源性感染是指病原体来自体外**。外源性感染分为交叉感染、环境感染和医源性感染。交叉感染是指引起医院感染的病原体来自他人；环境感染是指病原体来自医院环境；医源性感染是指病原体来自消毒、灭菌不合格的医疗器具、污染的血制品和药品等。通过消毒、灭菌、隔离、无菌技术等措施，外源性感染可有效预防和控制。

### 二、内源性感染及其防治

**内源性感染也称自身感染**。引起内源性感染的微生物**来自病人体内或体表的正常菌群或条件致病菌**。定植于体内的正常菌群在正常情况下不致病，**当病人健康状况不佳，抵抗力低下或免疫功能受损以及使用抗菌药物，导致菌群失调或原有生态平衡失调，菌群移位引发感染**。目前内源性感染难以有效预防和控制，但合理使用抗菌药物和免疫抑制剂可降低感染风险。

**小试身手**　6.引起内源性感染的病原体是来自

A.医院环境中存在的致病菌

B.病人体内或体表的正常菌群或条件致病菌

C.医院工作人员携带的病菌

D.由探视人员带到院内的病菌

E.感染部位分离出的致病菌

## 参考答案

1.A　2.D　3.E　4.B　5.E　6.B

# 第二章 医院感染的微生物学原理

**统领全局—考试大纲**

1. 掌握人体正常菌群的分布和生理作用。
2. 掌握微生态的平衡与失衡。
3. 了解细菌定植的概念、定植的条件和定植的抵抗力。
4. 了解去污染的概念。
5. 熟练掌握医院感染常见病原体的特点。
6. 掌握医院感染中常见的细菌。
7. 了解医院感染中常见的其他病原体。

## 第一节 人体正常菌群的分布与作用

**浪里淘沙—核心考点**

### 一、人体正常菌群的分布

在人体皮肤、黏膜与外界相通的各种腔道，存在大量的常居菌（正常菌群）和暂居菌（过路菌）。**正常菌群大部分是厌氧菌**，它们在人体特定部位定植，与定植区的黏膜上皮细胞密切联系。这些微生物群无论是群体内部或它们与人体之间，形成了一种自然生态体系，互相依存、互相制约，保持生态平衡，习惯称为正常菌群。

　　**小试身手** 1. 人体内的正常菌群大部分是

A. 需氧菌　　　　　　　B. 厌氧菌　　　　　　　C. 寄生菌

D. 杆菌　　　　　　　　E. 球菌

### 二、人体正常菌群的生理作用

各部位正常菌群对人体无害，其生理作用有5个方面：

1. **营养作用**　降解肠道内未消化的食物残渣，促进进一步吸收，合成各种维生素，如维生素$B_2$、叶酸、泛酸及维生素K等。

　　**小试身手** 2. 主要依靠人体正常菌群合成的维生素是

A. 维生素A　　　　　　B. 维生素C　　　　　　C. 维生素D

D. 维生素K　　　　　　E. 维生素E

2. **免疫调节作用**　产生多种抗原物质，刺激机体免疫应答，使免疫系统保持活跃，可抗感染。

**3. 定植抵抗力作用** 通过争夺营养物质和空间位置，产生代谢产物等来杀伤入侵的有害细菌。如口腔中的唾液链球菌能产生过氧化氢，杀死白喉杆菌和脑膜炎球菌等。

**小试身手** 3. 口腔中的唾液链球菌能产生过氧化氢，杀死白喉杆菌与脑膜炎球菌，这属于人体正常菌群生理作用的

A. 营养作用　　　　　　B. 免疫调节作用　　　　C. 定植抵抗力作用

D. 生物屏障作用　　　　E. 化学作用

**4. 生物屏障作用** 人体皮肤、黏膜表面特定部位的正常菌群，通过黏附和繁殖形成一层自然菌膜，可抗拒致病微生物侵袭和定植，通常把正常菌群视为机体防止外来菌入侵的生物屏障。但微生态失调（菌群失调）时也可引起感染。

**5. 其他作用** 肠道中的双歧杆菌、乳酸菌、肠球菌等可降低胆固醇、血氨，抗衰老。

**小试身手** 4. 人体正常菌群的生理作用**不包括**

A. 营养作用　　　　　　B. 稳定作用　　　　　　C. 免疫调节作用

D. 生物屏障作用　　　　E. 定植抵抗力作用

**小试身手** 5. 以下关于人体正常菌群的叙述，**错误**的是

A. 正常菌群绝大部分是厌氧菌

B. 正常菌群在肠道可合成各种维生素

C. 正常菌群在抗感染上有重要作用

D. 医院感染的生态学病因是由于菌群失调所导致的感染

E. 肠道中的乳酸菌、肠球菌等有升高胆固醇的作用

# 第二节　微生态平衡与失衡

## 浪里淘沙—核心考点

### 一、微生态平衡

微生态平衡是指在长期进化过程中形成的正常微生物群与其宿主在不同发育阶段动态的生理性组合，达到定位、定性、定量三方面平衡。

### 二、微生态失衡

微生态失衡是指在外环境影响下，正常微生物之间及正常微生物与宿主之间平衡状态被打破。微生态失衡表现为菌群失调和移位。微生态失衡可使人体从健康转向疾病。

## （一）原位菌群失调

原位菌群失调是指正常菌群仍生活在原来部位，无外来菌入侵，但数量或种类发生变化，对宿主产生不利影响。**根据失调程度不同，原位菌群失调分为三类：**

**一度失调**：在外环境因素、宿主患病或医疗措施（如使用抗菌药物）的作用下，一部分细菌受到了抑制，而另一部分细菌过度生长，造成某部位正常菌群结构和数量发生变化，即为一度失调，**通过细菌定量检查可得到反映**。消除引起失调的因素后，正常菌群可恢复，因此一度失调为可逆性失调。

**二度失调**：正常菌群结构、比例失调呈相持状态，菌群内由生理波动变为病理波动。**去除失调因素后菌群仍处于失调状态，很难恢复，即具有不可逆性**。多表现为慢性腹泻（肠炎）、肠功能紊乱和慢性咽喉炎、口腔炎、阴道炎等。

**三度失调**：原正常菌群大部分被抑制，只有少量菌种占决定性优势。常见原因为大量使用广谱抗菌药使大部分正常菌群消失，被暂居菌或外袭菌取代，暂居菌或外袭菌大量繁殖成优势菌。三度失调出现急性重病症状，如难辨梭菌引起假膜性肠炎、白假丝酵母菌、铜绿假单胞菌和葡萄球菌等都可成为三度失调的优势菌。**正常菌群的三度失调称菌群交替症或二重感染。**

> 锦囊妙记：一度失调是正常菌群结构和数量暂时性变化，致失调因素消除后，正常菌群恢复，二度失调是正常菌群结构和数量出现不可逆变化，多表现为慢性炎症，三度失调是正常菌群被外袭菌取代，出现急性重病症状。

**小试身手** 6.关于原位菌群失调，以下说法正确的是

A.一度失调可通过细菌定量检查得到反映

B.二度失调去除失调因素后，正常菌群可自然恢复

C.二度失调的原因常为广谱抗菌药物的大量使用

D.三度失调又称为比例失调

E.三度失调是某部位正常菌群结构与数量的暂时变动

**小试身手** 7.二重感染属于

A.原位菌群失调　　　　　B.易位菌群失调　　　　　C.移位菌群失调

D.一度菌群失调　　　　　E.二度菌群失调

**小试身手** 8."原正常菌群大部分被抑制，只有少数菌种占决定性优势"，这种菌群失调属于

A.原位失调　　　　　　　B.一度失调　　　　　　　C.二度失调

D.三度失调　　　　　　　E.四度失调

## （二）移位菌群失调

**在医院中更严重的是移位菌群失调（定位转移或易位）**，即正常菌群由原籍生

境转移到外籍生境或本来无菌的部位定植或定居，如大肠中的大肠埃希菌转移到呼吸道或泌尿道定值。**主要原因为不恰当使用抗菌药物。**

**小试身手** 9.移位菌群失调最主要的原因是

A.不适当使用抗生素　　　B.外科手术　　　　C.插管或介入治疗

D.免疫功能下降　　　　　E.细菌结构变化

**移位菌群失调表现：**①横向转移，从上呼吸道向下呼吸道转移，从下消化道向上消化道转移；②纵向转移，如从皮肤及黏膜表层向深层转移，从肠腔向腹腔转移，经血液循环或淋巴循环向远处转移。**外科手术、插管等侵入性诊疗，免疫力低下的病人易发生移位菌群失调。**

**小试身手** 10.外科手术、插管等诊疗措施引起的移位菌群失调属于

A.外源性菌群失调　　　　B.内源性菌群失调　　　C.横向移位菌群失调

D.纵向移位菌群失调　　　E.原位菌群失调

# 第三节　细菌定植与定植抵抗力

**浪里淘沙—核心考点**

## 一、细菌定植的概念

细菌定植是人类机体正常菌群或其他各种微生物在长期进化过程中形成的一种共生关系。定植微生物通过人体获得营养进行生长繁殖，进而对人体产生影响。

## 二、定植条件

细菌在人体定植必须具备：①具有黏附力；②有适宜环境；③有相当数量。细菌定植与宿主的生理机制是一种生态平衡过程。如宿主机体的防御力强，且细胞表面接受细菌黏附的可能性小，定植失败。即使定植成功，由于定植对宿主产生刺激，可触发防御反应，产生IgG抗体，定植细菌也会受到抑制。

**小试身手** 11.细菌在人体定植，除有适宜的环境、相当的细菌数量以外还应具备的条件是

A.移位途径　　　　　　　B.细菌具有黏附力　　　C.适宜的pH

D.生物屏障　　　　　　　E.细菌易位

## 三、定植抵抗力

**已在特定部位定植的正常菌群一般可抑制其他细菌再定植的能力，即定植抵抗力。**

## 四、去污染的概念

去污染就是人为将机体的正常菌群或已定植细菌，部分或全部去除的一种措施。

# 第四节　医院感染中常见的病原体

## 浪里淘沙—核心考点

### 一、医院感染常见病原体的特点

**医院感染中常见病原体**为细菌、病毒、真菌、肺孢子虫、弓形虫、衣原体和疟原虫等，**其中以细菌最常见**。医院感染的病原体有下列特点：

**小试身手** 12.在医院感染中，最常见的病原体是

A.细菌　　　　　　　B.病毒　　　　　　　C.真菌

D.弓形虫　　　　　　E.衣原体

1. **大部分为人体正常菌群的转移菌或条件致病菌，对环境有特殊适应性**。如表皮葡萄球菌黏附在人体表面，一旦置入的管道被表皮葡萄球菌污染，易引起败血症；**大肠埃希菌黏附在泌尿道上皮细胞上，是泌尿道感染的主要病原菌**。

**小试身手** 13.医院感染管理中，泌尿道感染的主要致病病原体是

A.表皮葡萄球菌　　　　B.不动杆菌　　　　　C.大肠埃希菌

D.支原体　　　　　　　E.衣原体

2. **常为多重耐药菌株，有较强的耐药性**。特别是肠杆菌科细菌和假单胞菌，对氨基糖苷类药物的耐药性尤为突出。

3. **常侵犯免疫力低下的宿主**。**医院感染的主要对象是病人**。

### 二、医院感染中常见细菌

1. **金黄色葡萄球菌**　是革兰阳性球菌，属葡萄球菌属，广泛分布在人体皮肤、人体与外界相通的腔道中。**凝固酶阳性的金黄色葡萄球菌是人感染的主要致病菌**。

金黄色葡萄球菌主要**通过污染的手导致人与人之间传播**，从破损的皮肤、黏膜入侵，或食用含金黄色葡萄球菌肠毒素的食物或吸入染菌尘埃致病。有活动性金黄色葡萄球菌感染或有大量该菌定植的病人可排出大量细菌，**是导致医院感染的主要感染源**。

2. **铜绿假单胞菌**　是革兰阴性杆菌、非发酵菌、假单胞菌属，广泛分布在医院里潮湿地方、物品上，对外界环境抵抗力较强。**铜绿假单胞菌可引起泌尿道、伤口、皮肤与软组织等部位感染**，其传播途径来自消毒液、尿壶、尿管等，医务人员的手，病人之间的交叉感染以及病人的自身性感染。

3. **大肠埃希菌**　是革兰阴性杆菌，广泛存在于水和土壤中，是条件致病菌。**常引起泌尿道、腹腔、胆道、血液等部位感染**。可通过病人之间及工作人员与病人之间接触或各种侵入性操作如**留置尿管、静脉置管**等引起感染。

**小试身手** 14.患者，男，52岁，脊髓外伤导致尿失禁，留置导尿7天，近日出现发热，尿液检出大量白细胞，该患者最可能出现泌尿系

A. 金葡菌感染      B. 肺炎克雷伯菌感染

C. 铜绿假单胞菌感染      D. 溶血性链球菌感染

E. 大肠埃希菌感染

4. **肺炎克雷伯菌** 为革兰阴性杆菌，广泛存在于自然界的水和土壤中，是肠道和上呼吸道的正常菌群。**易在病人的上呼吸道定植，是ICU最常见的条件致病菌**。通过医护人员的手传播。该菌可引起呼吸道、泌尿道、手术切口和血液的感染。

## 三、医院感染中常见的其他病原体

1. 真菌    常见**真菌感染有白色念珠菌**、热带念珠菌和曲霉菌。**念珠菌感染多发生在长期应用广谱抗菌药物**或免疫力低下病人身上，引起深部感染。

2. 病毒    也是医院感染的主要病原体。常见病毒包括：主要经呼吸道传播的流感病毒、SARS病毒；主要经接触途径传播的诸如病毒，常导致患者出现感染性腹泻暴发；主要经血源途径传播的肝炎病毒、人类获得性免疫缺陷病毒。

### 参考答案

1.B   2.D   3.C   4.B   5.E   6.A   7.A   8.D   9.A   10.D   11.B   12.A   13.C   14.E

# 第三章　医院感染监测

**统领全局—考试大纲**

1. 了解全面综合性监测和目标监测的相关内容。
2. 掌握医院感染监测方法（资料收集、资料整理、资料分析和资料报告）。
3. 了解医院感染暴发流行的调查方法、医院感染流行暴发的报告、调查的分析和调查报告的形式。

## 第一节　医院感染监测的类型

**浪里淘沙—核心考点**

医院感染监测是用流行病学方法从宏观或群体的角度分析和研究医院感染的分布特点、影响因素，探讨病因和流行原因及发生发展规律。

### 一、综合性监测

全面综合性监测是连续对住院病人和医院工作人员的医院感染及危险因素进行监测，以了解医院感染的发生情况，各科室感染发生率、部位发病率、各种危险因素、病原体及耐药情况、抗菌药物使用情况、消毒、灭菌效果等，从而针对性地宣传教育、培训和指导。因此，**综合性监测是感染控制的前提，是医院感染管理工作的基础**。

医院感染发生率监测内容：①医院感染发生率；②各科室发病率；③感染部位发病率；④感染危险因素；⑤感染高危科室、高危人群；⑥漏报率；⑦医院感染暴发流行情况。

控制院内感染科（简称院感科）每月汇总、分析监测资料，每季度向院长、医院感染管理委员会书面汇报，向全院反馈。

### 二、目标监测

目标监测是针对高危人群、好发部位等开展的医院感染及危险因素监测。医院根据本院特点、医院感染重点、难点开展目标性监测。包括手术部位感染监测、ICU 感染监测、医院感染监测、新生儿病房感染监测、抗菌药物应用与细菌耐药监测。

# 第二节　医院感染监测的方法

## 浪里淘沙—核心考点

### 一、资料收集

院感人员收集病人基础资料和病原学资料，分析信息、依诊断标准判定是否为医院感染。

1. 查房

2. 查阅病历

（1）重点查阅的病历：<u>细菌及真菌培养阳性的病人，长期使用免疫抑制剂或抗菌药物的病人，发热和接受过手术或侵入性操作、恶性肿瘤、免疫力低下、器官移植、长期卧床、昏迷和老人、早产儿、幼儿等。</u>

（2）查阅内容：体温单、诊断、治疗、检查和病程记录，会诊记录、手术、护理等。

（3）查阅病历的方法：回顾性调查和前瞻性调查。

3. 填写医院感染病例报告卡　凡判断为医院感染的病历认真填写。

4. 编号建档　已确诊的医院感染病例编号建档。

### 二、资料整理

对资料进行分析、比较、归纳和综合，从中找出发生规律，为制定预防措施提供依据。

（1）**医院感染发病率**：**一定时间内、一定人群（通常为住院病人）中新发生的医院感染的频率**。计算公式为：

医院感染（例次）发病率=同期新发医院感染病例（例次）数/观察期间危险人群人数×100%。观察期间危险人群人数用同期出院人数代替。

<u>小试身手</u>　1. 某医院200张床，同期住院人中有6人发生医院感染，其中2人发生2次，医院感染发生率和例次发生率分别是

A.3%，5%　　　　　B.3%，4%　　　　　C.6%，5%

D.8%，8%　　　　　E.3%，9%

（2）日医院感染发病率：单位住院时间内住院患者新发医院感染的频率，单位住院时间通常用1000个患者住院日表示。

日医院感染（例次）发病率=观察期间内医院感染新发病例（例次）数/同期住院患者住院日总数×1000‰。

（3）**医院感染罹患率**：**指处于危险人群中新发生医院感染的频率，其分母是暴露在危险因素中的病人数，分子是同一危险因素引起医院感染新发病例数**，用于短时间和小范围内感染的暴发流行情况，观察时间是日、周或月。计算公

式为：

医院感染罹患率=观察期间医院感染病例数/观察期间同期暴露于危险因素的人数×100%

（4）**医院感染部位发生率**：是指处于特定部位感染危险人群中新发生该部位医院感染的频率。分母是这个部位易感人群（危险人群）数，如术后切口感染发生率，其分母是住院病人中接受过手术的病人，分子则是手术病人中发生切口感染的病例数。其计算公式为：

部位感染发生率=同期新发生特定部位感染的例数/同期处于该部位医院感染危险的人数×100%

（5）**医院感染患病率**：**又称医院感染现患率，是指一定时间或时期内，在一定的危险人群（住院病例）中实际感染（新、老医院感染）例数所占的百分比**。观察时间是一天或一个时间点，称为时点患病率，如观察期间是一段时间内则为期间患病率。计算公式为：

医院感染患病率=同期存在的新旧医院感染病例数/观察期间实际调查的住院病人人数×100%

医院感染患病率与发病率的主要区别在分子上，发病率是指某一期间内住院人群中发生医院感染的比率；而患病率是指某一时间在住院人群中存在的医院感染病例所占比率，包括观察期间未痊愈者。患病率常高于发病率。患病率调查须强调实查率，实查率达到90%~100%，统计分析才有意义。实查率的计算公式为：

实查率=实际调查病人数/调查期间住院病人数×100%

**患病率调查可了解较短时期内医院感染的基本情况**。在缺乏条件开展全面综合性监测的医院里，可进行患病率调查。患病率调查应了解医院感染概况、发展趋势和初步评价监测效果。**主要缺点是缺乏完整性和精确性**。

## 三、资料分析

汇总医院感染资料后进行分析和反馈。分析内容包括：医院感染发病率、不同部位医院感染率、不同科室医院感染率、医院感染危险因素分析、医院感染病原体耐药特点分析、医院感染流行趋势等。

## 四、资料报告

资料经整理分析后绘制成图表，写成总结报告，送交医院感染管理委员会，明确医院感染来源、危险因素、传播途径和易感人群等，提出针对性的预防措施。监测结果及报告发送给有关医护人员。在相关的院务和业务会议上，每月一次由感染监控人员报告医院感染监测、调查结果，作为进一步开展感染管理工作的基础和依据。

# 第三节 医院感染暴发流行的调查

## 浪里淘沙—核心考点

医院感染暴发是指某医疗机构或科室的病人中，短时间内发生3例以上同种同源感染病例。

**小试身手** 2.某医院、某科室的住院病人中，短时间内突然发生许多医院感染病例的现象是

A.医院感染散发 　　　B.医院感染播散 　　　C.医院感染流行
D.医院感染暴发 　　　E.医院感染罹患

## 一、调查方法

**暴发流行时要边调查边采取措施，以阻止感染扩散**。出现医院感染流行或暴发趋势时，应采取如下措施：

1.临床科室须及时查找原因，协助调查和落实控制措施。

2.医院感染管理科及时进行流行病学调查，**基本步骤为：证实流行或暴发→提出初步假设，确定调查目标→现场调查**（发病地点、发病人数、发病人群特征、起始和持续时间、可疑感染源、可疑感染病原体、可疑传播方式或途径、事件严重度等）**→制定和组织落实控制措施**。

**小试身手** 3.医院感染暴发中流行病学处理的基本步骤，前三步是

A.证实流行或暴发→查找感染源→查找引起感染的因素
B.证实流行或暴发→组织落实有效的控制措施→写出调查报告
C.查找感染源→证实流行或暴发→查找引起感染的因素
D.查找引起感染的因素→证实流行或暴发→查找感染源
E.查找感染源→查找引起感染的因素→证实流行或暴发

## 二、医院感染暴发的报告

1.《医院感染管理办法》和《医院感染暴发报告及处置管理规范》规定：**医疗机构出现下列情形，应在12小时内向所在地卫生行政部门报告，并向所在地疾病预防控制机构报告**：①5例以上疑似医院感染暴发；②3例以上医院感染暴发。

2.医疗机构发生下列情形时，按照《国家突发公共卫生事件相关信息报告管理工作规范（试行）》的要求在2小时内报告：①10例以上的医院感染暴发事件；②发生特殊病原体或新发病原体的医院感染；③可能造成重大公共影响或严重后果的医院感染。

**小试身手** 4.某医院出现大规模甲型肝炎暴发，则医院应在多少时间内报告当地卫生行政部门

A.8h 　　　　　　　　B.12h 　　　　　　　　C.24h

D.36h E.48h

**小试身手** 5.出现医院感染流行或暴发趋势时，采取的控制措施不包括

A.临床科室必须及时查找原因

B.临床科室必须协助调查

C.临床科室必须执行控制措施

D.48小时报告主管院长

E.医院感染管理科必须及时进行流行病学调查处理

**小试身手** 6.按照《医院感染管理方法》规定，医疗机构发生哪种情况，需要向有关部门报告医院感染暴发

A.由于医院感染导致患者人身损害后果

B.由于医院感染暴发导致3人以下人身损害后果

C.由于医院感染导致3人以下人身损害

D.由于医疗责任事故导致患者死亡

E.由于医院感染暴发直接导致患者死亡

## 三、调查分析

根据调查资料做好分析和判断，包括病例的科室分布、人群分布和时间分布进行描述；分析流行或暴发的原因，推测可能的感染源、感染途径或感染因素，结合实验室检查结果和采取控制措施的效果综合做出判断。

## 四、调查报告的形式

感染暴发流行调查报告包含的内容：本次暴发流行的性质、病原体、临床表现和罹患率；传播途径及感染因素的判断和推测；感染来源的形成经过；控制措施和效果；导致暴发流行的起因；获得的经验和教训；需要改进的预防控制措施等。

### 参考答案

1.B 2.D 3.B 4.B 5.D 6.E

# 第四章　消毒与灭菌

统领全局—考试大纲

1. 熟练掌握消毒、灭菌的概念和消毒、灭菌的原则。
2. 掌握医院消毒作用水平。
3. 熟练掌握医用物品的危险性分类。
4. 熟练掌握选择消毒、灭菌方法的原则和常用的消毒、灭菌方法。
5. 掌握化学消毒剂、压力蒸汽灭菌、环氧乙烷气体灭菌和紫外线消毒。
6. 了解内镜及血液净化的系统。

## 第一节　消毒、灭菌的概念

浪里淘沙—核心考点

### 一、消毒

消毒是指清除或杀灭传播媒介上的病原微生物，使其达到无害化处理。

### 二、灭菌

**灭菌是指清除或杀灭医疗器械、器具和物品上的一切微生物，包括细菌繁殖体、芽孢、真菌和真菌孢子。**

> 锦囊妙记：消毒是杀灭除芽孢以外的所有微生物，灭菌是杀灭包括芽孢在内的所有微生物。

### 三、消毒、灭菌的基本原则

1. 重复使用的诊疗器械、物品，使用后先清洁再消毒、灭菌。

> 锦囊妙记：一般情况下，诊疗器械和物品使用后先清洁，再消毒；被传染病人污染的诊疗器械和物品，应先消毒再清洗，最后再次消毒。

2. **耐热耐湿的手术器械首选压力蒸汽灭菌。**

小试身手　1. 耐热耐湿的手术器械首选的灭菌方法为

A. 含氯消毒剂擦拭　　　　B. 压力蒸汽灭菌　　　　C. 乙醇浸泡法

D. 紫外线照射法      E. 环氧乙烷灭菌法

**3. 进入人体组织或无菌器官的医疗器械应灭菌，接触皮肤、黏膜的器械和用品消毒即可。**

4. 环境与物体表面先清洁再消毒；当受到病人血液、体液污染时，先去除污染物，再清洁消毒。

5. 医疗机构使用的消毒剂应经卫生行政部门批准、符合相应标准，遵循批准的使用范围、方法和注意事项。

　小试身手　2. 以下哪项**不符合**消毒、灭菌原则

A. 接触皮肤、黏膜的器具和用品必须消毒

B. 感染病人用过的医疗器材，应彻底清洗干净后，再消毒或灭菌

C. 手术器具及物品、各种穿刺针等首选压力蒸汽灭菌

D. 油、粉、膏等首选干热灭菌

E. 内镜可选用2%戊二醛浸泡灭菌

# 第二节　医用物品的消毒和灭菌

## 浪里淘沙—核心考点

### 一、消毒作用水平

医院消毒作用分为4个水平：

**1. 低水平消毒**　杀灭**细菌繁殖体（分枝杆菌除外）和亲脂性病毒**的化学消毒方法；通风换气、冲洗等机械除菌法；如采用**季铵盐类消毒剂（苯扎溴铵等）、双胍类消毒剂（氯己定）**等消毒。

　小试身手　3. 属于低水平消毒剂的是

A. 碘伏      B. 含氯制剂      C. 过氧乙酸

D. 复方季铵盐消毒剂      E. 季铵盐类消毒剂

**2. 中水平消毒**　杀灭除细菌芽孢以外的各种病原微生物（包括分枝杆菌）。常用方法：碘类消毒剂（碘伏、氯己定碘等）、醇类和氯己定的复方、醇类和季铵盐类化合物的复方、酚类等消毒剂消毒。

　小试身手　4. 中水平消毒能杀灭

A. 除细菌芽孢以外的各种病原微生物，包括分枝杆菌

B. 一切微生物，包括细菌芽孢

C. 一切细菌繁殖体，包括分枝杆菌、病毒、真菌及真菌孢子

D. 细菌繁殖体（分枝杆菌除外）和亲脂病毒

E. 包括分枝杆菌、病毒、真菌及真菌孢子和大多数细菌芽孢

**3. 高水平消毒**　杀灭一切细菌繁殖体包括分枝杆菌、病毒、真菌及真菌孢子和

<u>大多数细菌芽孢</u>。常用方法：**含氯制剂、二氧化氯、邻苯二甲醛、过氧乙酸、过氧化氢、臭氧、碘酊**等化学消毒方法。

> **小试身手**　5.高水平消毒常用的方法包括

A. 热力消毒

B. 含氯制剂、二氧化氯、邻苯二甲醛

C. 季铵盐类消毒剂、双胍类消毒剂

D. 碘类消毒剂、醇类和氯己定的复方制剂

E. 戊二醛浸泡

**4. 灭菌**　<u>杀灭包括细菌芽孢在内的所有微生物</u>。包括热力灭菌、辐射灭菌等物理方法，采用环氧乙烷、过氧乙酸、甲醛、戊二醛等化学灭菌方法。

## 二、医用物品危险性分类

根据医用物品的危害程度将其分为三类：

**1. 低度危险性**　<u>物品与完整皮肤接触而**不与黏膜接触**</u>，如听诊器、血压计袖带等；床头柜、被褥；墙面、地面；痰盂和便器等。

**2. 中度危险性**　<u>物品与完整黏膜接触，但不进入人体无菌组织和血流，也不接触</u>**破损皮肤、黏膜**，如胃镜、气管镜、喉镜、肛表、口表、呼吸机管道、压舌板等。

**3. 高度危险性**　<u>进入人体无菌组织、**血管**，或有无菌体液从中流过的物品或</u>**接触破损皮肤、黏膜的物品**。一旦被微生物污染有高感染风险，<u>如手术器械、植入物、刀片、缝针、腹腔镜、**活检钳**、穿刺针、心脏导管等。</u>

> **小试身手**　6.下列属于高度危险性医用物品的是

A. 压舌板　　　　　　B. 痰盂、便器和餐具　　　　C. 活体组织检查钳

D. 胃肠道内镜和喉镜　E. 呼吸机和麻醉机管道

## 三、消毒、灭菌方法的选择原则

1. 根据物品污染后引起感染的风险选择消毒、灭菌方法：**低度危险性物品选择低水平消毒方法或清洁处理；中度危险性物品选择达中水平消毒以上效果的方法；高度危险性物品选择灭菌**。

2. 根据污染物品微生物种类、数量选择消毒、灭菌方法：

（1）<u>受到致病菌芽孢、真菌孢子、分枝杆菌和经血液传播病原体（肝炎病毒、HIV病毒等）污染的物品，选择高水平消毒、灭菌。</u>

（2）<u>对受到真菌、亲水病毒、支原体、衣原体/螺旋体等污染的物品，选择中水平以上的消毒方法。</u>

（3）<u>对受到一般细菌和亲脂病毒污染的物品，选择中水平或低水平消毒方法。</u>

（4）杀灭被有机物保护的微生物、被微生物污染特别严重时，增加消毒药剂浓度，延长消毒时间。

3. 根据消毒物品的性质选择消毒、灭菌方法：

（1）耐高热耐湿的器械、物品首选压力蒸汽灭菌；耐热的油剂和干粉类选择干热灭菌。

（2）不耐热、不耐湿的物品选择环氧乙烷灭菌、过氧化氢低温等离子体灭菌或低温甲醛蒸汽灭菌等。

（3）物体表面消毒，光滑表面选择合适消毒剂擦拭或紫外线近距离照射；多孔材料表面浸泡或喷雾消毒。

## 四、常用的消毒、灭菌方法

## （一）压力蒸汽灭菌

1. 适用范围　适用于耐热、耐湿器械和物品的灭菌，油类和粉剂不宜使用。**高压蒸汽灭菌法是临床应用最普遍、效果最可靠的灭菌方法。**

**小试身手** 7. 对胃镜检查中使用的活检钳进行灭菌处理，首选的方法是

A. 压力蒸汽灭菌法　　　　　　B. 环氧乙烷灭菌法

C. 过氧化氢低温等离子体灭菌法　　D. 甲醛蒸汽灭菌法

E. 喷雾消毒法

**小试身手** 8. 普通手术器械首选的灭菌方法是

A. 电离辐射灭菌法　　　B. 压力蒸汽灭菌法　　　C. 环氧乙烷灭菌法

D. 干热灭菌法　　　　　E. 湿热灭菌法

2. 类型　包括下排气式压力蒸汽灭菌和预排气压力蒸汽灭菌两类。

3. 灭菌前准备

（1）清洗：包括机械清洗、手工清洗。清洗步骤包括：冲洗、洗涤、漂洗、终末漂洗。

（2）消毒：清洗后的器械、器具和物品应进行消毒处理。首选机械湿热消毒。

（3）干燥：首选干燥设备进行干燥处理。

（4）器械检查与保养：采用目测或使用带光源放大镜对干燥后的器械、器具和物品进行检查。

（5）包装：包括装配、包装、封包、注明标识步骤。器械与敷料应分室包装。

**小试身手** 9. 灭菌器械包的重量要求**不超过**

A. 2kg　　　　　　　　B. 3kg　　　　　　　　C. 5kg

D. 7kg　　　　　　　　E. 9kg

4. 压力蒸汽灭菌器的操作方法

（1）装载。

**小试身手** （10~12题共用备选答案）

A. 倒放　　　　　　　　B. 斜放　　　　　　　　C. 侧放

D. 竖放　　　　　　　　E. 平放

10. 盆、盘、碗类物品应

11. 纸袋、纸塑包装应

12. 手术器械包和硬式容器应

**小试身手** 13. 预真空和脉动真空压力蒸汽灭菌器的装载量不超过柜室容积的

A. 60%　　　　　　　　　B. 70%　　　　　　　　　C. 80%

D. 90%　　　　　　　　　E. 95%

（2）灭菌操作：记录灭菌温度、压力、时间和设备运行情况。

（3）卸载。

**小试身手** 14. 从灭菌器卸载取出的物品，待温度降至室温时方可移动，冷却时间应大于

A. 5分钟　　　　　　　　B. 10分钟　　　　　　　C. 20分钟

D. 30分钟　　　　　　　E. 60分钟

**5. 灭菌后处理**

（1）灭菌后物品放在无菌物品存放区。**物品存放架距地面20~25cm，离墙5~10cm，距天花板50cm。物品放置在固定位置，设置标识。**接触无菌物品前洗手。

（2）**无菌物品有效期**：环境温度低于24℃、湿度<70%，使用纺织品材料包装的无菌物品有效期为14天；**未达到上述环境标准时，有效期为7天。医用一次性纸袋包装的无菌物品有效期为30天**；使用一次性医用皱纹纸、医用无纺布包装的无菌物品有效期为半年；**使用一次性纸塑袋包装的无菌物品，有效期为180天。硬质容器包装的无菌物品，有效期为180天。**

**小试身手** 15. 使用一次性纸袋包装的无菌物品，其有效期为

A. 7天　　　　　　　　　B. 14天　　　　　　　　C. 1个月

D. 2个月　　　　　　　　E. 3个月

（3）**无菌物品发放：先进先用。**发放前检查无菌物品是否在有效期内。植入物及植入性手术器械生物监测合格后发放。记录无菌物品出库日期、名称、规格、数量、生产厂家、生产批号、灭菌日期、失效期等。运送无菌物品的器具使用后清洁，干燥存放。

## （二）紫外线消毒

适用于室内空气和物体表面**消毒**。在电压为220V、相对湿度为60%、温度为20℃时，紫外线消毒灯辐射253.7nm紫外线强度，即使用中的强度**不低于70μW/cm²**。室内无人时采用紫外线灯悬吊式或移动式直接照射。灯管吊装高度距地面1.8~2.2m。安装紫外线灯的数量平均≥1.5W/m³，照射时间≥30分钟。

**小试身手** 16. 使用中紫外线灯的强度应**不低于**

A. 30μW/cm²　　　　　　B. 50μW/cm²　　　　　　C. 70μW/cm²

D. 80μW/cm²　　　　　　E. 100μW/cm²

**小试身手** 17. 紫外线灯空气消毒的照射时间要求

A. ≥5分钟　　　　　　　B. ≥10分钟　　　　　　C. ≥15分钟

D. ≥20分钟　　　　　　　E. ≥30分钟

紫外线消毒的注意事项:

(1)**紫外线灯表面保持清洁,每周用酒精擦拭一次。**灯管表面出现灰尘、油污时随时擦拭。

(2)消毒物体表面时,物品表面充分暴露;消毒纸张、织物等粗糙表面时,两面均应照射,适当延长照射时间。

(3)消毒室内空气时,房间保持清洁干燥。当温度低于20℃或大于40℃,相对湿度大于60%时适当延长照射时间。

(4)用紫外线杀灭被有机物保护的微生物及空气中悬浮粒子多时,应加大照射剂量。

(5)紫外线光源不能直接照射人;不在易燃易爆处使用。

(6)**紫外线强度计每年至少标定一次。**

## (三)干热灭菌

适用于耐热、不耐湿、蒸汽不能穿透物品的灭菌,如玻璃、金属、油类、粉剂等制品。

## (四)化学消毒剂

1.**戊二醛** 适用于不耐热器械和物品的**浸泡消毒与灭菌。**

(1)消毒方法:**将洗净、干燥的器械和物品放入盛有2%的碱性戊二醛有盖容器中,完全浸没,温度20℃~25℃,灭菌10小时。**取出后用无菌水冲洗干净。

(2)注意事项

1)消毒前彻底清洗、干燥。戊二醛对皮肤、黏膜有刺激,做好个人防护;盛戊二醛的容器应洁净、密闭,使用前先灭菌处理。

2)戊二醛密封,避光,置于阴凉干燥、通风处保存。

3)**戊二醛不宜用于物体表面擦拭或喷雾消毒,室内空气消毒,手、皮肤、黏膜消毒。**

4)强化酸性戊二醛使用前先加入pH调节剂(碳酸氢钠),再加防锈剂(亚硝酸盐)充分混匀。

5)室温20℃~25℃,加入pH调节剂和亚硝酸钠后的戊二醛溶液连续使用时间**不超过14天。**

**小试身手** 18.在20℃~25℃条件下,加入pH调节剂和亚硝酸钠后的戊二醛溶液连续使用时间为

A.≤5天　　　　　B.≤7天　　　　　C.≤14天

D.≤21天　　　　　E.≤28天

2.**邻苯二甲醛** 适用于不耐热器械和物品的**浸泡消毒。**

(1)消毒方法:将待消毒的物品全部浸没在浓度为5.5g/L、pH为7.0~8.0、温

度为20℃~25℃的邻苯二甲醛溶液中浸泡，消毒容器加盖，消毒5~12分钟。

（2）注意事项

1）物品彻底清洗、干燥，配制消毒液时使用专用的塑料容器。

2）使用时注意通风、戴手套；消毒液溅入眼内及时用水冲洗。

3）消毒液连续使用时间不超过14天。

4）邻苯二甲醛密封，避光，置于阴凉、干燥、通风处保存。

**3.过氧乙酸** 适用于耐腐蚀物品、环境、室内空气消毒。

（1）消毒方法

1）浸泡法：将待消毒物品浸没在盛有过氧乙酸的有盖容器中。一般物体表面用0.1%~0.2%（1000~2000mg/L）过氧乙酸溶液浸泡30分钟；对耐腐蚀医疗器械的高水平消毒，用0.5%（5000mg/L）过氧乙酸冲洗10分钟，取出后用无菌水冲洗干净。

2）擦拭法：大件物品或不能用浸泡法消毒的物品选择擦拭法。

3）喷洒法：环境消毒用0.2%~0.4%（2000~4000mg/L）过氧乙酸溶液喷洒，时间30~60分钟。

4）喷雾法：采用电动超低容量喷雾器，使用5000mg/L过氧乙酸溶液，按照20~30ml/m³的剂量行喷雾消毒，作用60分钟。

5）熏蒸法：使用15%过氧乙酸（7ml/m³）加热蒸发，相对湿度60%~80%、室温熏蒸2小时。

（2）注意事项

1）过氧乙酸贮存在通风阴凉处，远离可燃物质。用前测定有效含量，原液浓度不能低于12%；稀释液现配现用，使用时间不超过24小时。

2）过氧乙酸对金属、织物有腐蚀和漂白作用，金属制品和织物消毒后及时用水冲洗干净。

3）接触过氧乙酸时采取防护措施；溅入眼中或皮肤上立即用大量清水冲洗。

4）空气熏蒸消毒时室内人须离开。

**4.过氧化氢** 适用于外科伤口、皮肤、黏膜及室内空气消毒。

（1）消毒方法

1）伤口、皮肤、黏膜消毒：3%（30g/L）过氧化氢冲洗、擦拭，时间3~5分钟。

**小试身手** 19.使用过氧化氢消毒伤口，其有效浓度为

A.0.1%            B.0.5%            C.1%

D.3%            E.5%

2）室内空气消毒：3%（30g/L）过氧化氢溶液20~30ml/m³喷雾消毒，时间60分钟。

（2）注意事项

1）过氧化氢室温下储存，避光、避热。

2）过氧化氢对金属有腐蚀性，对织物有漂白作用。

3）喷雾时做好防护；谨防溅入眼内或皮肤、黏膜上，一旦溅入用清水冲洗。

**小试身手** 20.使用过氧化氢进行室内空气喷雾消毒的剂量应为

A. 2%过氧化氢溶液按10ml/m³计算

B. 2%过氧化氢溶液按20ml/m³计算

C. 2%过氧化氢溶液按30ml/m³计算

D. 3%过氧化氢溶液按10ml/m³计算

E. 3%过氧化氢溶液按20ml/m³计算

**5. 含氯消毒剂** 适用于**物品、物体表面、分泌物、排泄物**的消毒。

（1）消毒方法

1）将待消毒的物品浸没在盛有含氯消毒剂溶液的有盖容器中。被细菌繁殖体污染的物品用含有效氯500mg/L消毒液浸泡>10分钟；被经血传播病原体、**分枝杆菌和细菌芽孢**污染物品用含有效氯2000~5000mg/L消毒液浸泡>30分钟。

**小试身手** 21.被分枝杆菌污染的物品应使用

A. 含有效氯250mg/L消毒液浸泡30分钟

B. 含有效氯500mg/L消毒液浸泡30分钟

C. 含有效氯1000mg/L消毒液浸泡30分钟

D. 含有效氯1500mg/L消毒液浸泡30分钟

E. 含有效氯2000mg/L消毒液浸泡>30分钟

2）擦拭法：大件物品或不能浸泡消毒的物品用擦拭法消毒。

3）喷洒法：一般污染的物品表面用含有效氯400~700mg/L的消毒液均匀喷洒，时间10~30分钟；**对经血传播病原体、结核杆菌等污染表面的消毒用含有效氯2000mg/L的消毒液均匀喷洒，作用>60分钟**。喷洒后人须离开现场。

4）**干粉消毒法**：分泌物、排泄物的消毒：将含氯消毒剂干粉加到分泌物、排泄物中，使有效氯含量达10000mg/L，搅拌后消毒>2小时；医院污水消毒：用干粉按有效氯50mg/L用量加入污水中，搅拌均匀，消毒2小时后排放。

（2）注意事项

1）粉剂密封保存，放在阴凉处避光、防潮；水剂置于阴凉处避光、密闭保存。**使用液现配现用，有效期不超过24小时**。

2）不能用于有色织物的消毒，配制漂白粉粉剂溶液时做好防护，戴口罩、手套。

3）**未加防锈剂的含氯消毒剂不能用于金属器械的消毒**。加防锈剂的含氯消毒剂消毒金属器械后，使用前用无菌蒸馏水冲洗干净。

6. 含碘类消毒剂

（1）**碘伏**：用于手、皮肤、黏膜及伤口消毒。

1）消毒方法

①擦拭法：皮肤、黏膜用浸有碘伏消毒液的无菌棉球擦拭消毒部位。**外科手消**

毒用碘伏消毒液原液擦拭揉搓至少3分钟。手术部位皮肤消毒用碘伏消毒液原液局部擦拭2~3遍，作用至少2分钟。注射部位皮肤消毒用碘伏消毒液原液局部擦拭2遍。口腔黏膜及创面消毒用含有效碘1000~2000mg/L碘伏擦拭，作用3~5分钟。

②冲洗法：阴道黏膜创面消毒用含有效碘500mg/L的碘伏冲洗。

2）注意事项：密封保存，置于阴凉处避光、防潮；含乙醇的碘制消毒液不宜用于黏膜和伤口消毒；碘伏不用于金属制品消毒；碘过敏者慎用。

**小试身手** 22. 对碘伏消毒作用的叙述，下列**不正确**的是

A. 适用于皮肤消毒　　　　　　B. 可用于会阴护理

C. 属于低效消毒剂　　　　　　D. 不用于金属器械消毒

E. 可用于手术部位皮肤消毒

（2）碘酊：适用于注射、手术部位皮肤消毒。

1）消毒方法：用碘酊原液涂擦注射及手术部位皮肤2遍以上，作用时间1~3分钟，待干后用70%~80%乙醇脱碘。

2）注意事项：破损皮肤、眼及口腔黏膜禁忌使用；不可用于碘酊过敏者；过敏体质者慎用；密封保存，置于阴凉处避光、防潮。

（3）复方碘伏消毒液：用于医务人员手、皮肤的消毒。

消毒方法：

①复方碘伏消毒剂用于手、皮肤消毒，原液擦拭1~2遍，作用1~2分钟。

②复方碘伏消毒剂慎用于腹腔冲洗消毒。

**7. 醇类消毒剂**　适用于手、皮肤、物体表面和诊疗器具消毒。

（1）消毒方法

1）手消毒：使用含醇类手消毒剂。

2）皮肤消毒：**使用70%~80%乙醇溶液擦拭皮肤2遍，作用3分钟。**

3）物体表面消毒：使用70%~80%乙醇溶液擦拭物体表面2遍，作用3分钟。

4）诊疗器具消毒：待消毒物品浸没在盛有70%~80%乙醇溶液中消毒≥30分钟。

（2）注意事项

1）醇类避开明火。

2）不可用于被血、脓、粪便等严重污染表面的消毒。

3）用后密闭盖紧，置于阴凉处。

4）醇类过敏者慎用。

**8. 氯己定**　适用于手、皮肤、黏膜的消毒。

（1）消毒方法：有浸泡、擦拭和冲洗等。

（2）注意事项：勿与肥皂、洗衣粉等阴性离子表面活性剂混用。

**9. 季铵盐类**　适用于环境、物体表面、皮肤与黏膜消毒。

（1）环境、物体表面消毒：1000~2000mg/L消毒液浸泡或擦拭消毒，时间15~30分钟。

（2）皮肤消毒：擦拭消毒，时间3~5分钟；

（3）黏膜消毒：1000~2000mg/L季铵盐消毒液。

注意事项：不与阴离子表面活性剂如肥皂、洗衣粉合用。

# 第三节　消毒、灭菌效果监测

**浪里淘沙—核心考点**

医院监测消毒、灭菌效果，**灭菌合格率须达100%**。

**小试身手** 23.医用物品灭菌效果监测合格率必须达到

A. 60%　　　　　　　　B. 70%　　　　　　　　C. 80%

D. 90%　　　　　　　　E. 100%

## （一）压力蒸汽灭菌效果监测

1. **生物监测**　每周监测一次。在生物PCD中加用5类化学指示物。5类化学指示物合格可作为提前放行的标志。

2. **物理监测法**　记录每次灭菌时温度、压力和时间等。

3. **化学监测法**　压力蒸汽灭菌器每天开始灭菌前进行**B-D测试**。

## （二）干热灭菌监测

1. **物理监测法**　每灭菌批次行物理监测。

2. **化学监测法**　每一灭菌包外附化学指示物。每一灭菌包内放置化学指示物，放在最难灭菌的部位。

3. **生物监测法**　每周监测一次。

## （三）紫外线消毒的效果监测

1. 新灯管的照射强度不低于90~100$\mu W/cm^2$，使用中灯管不低于70$\mu W/cm^2$。

2. 每半年监测一次照射强度。

3. 生物监测必要时进行，消毒后物品或空气中自然菌减少90.00%以上，人工染菌杀灭率达99.00%。

**小试身手** 24.紫外线照射强度监测时间为

A. 1周一次　　　　　　B. 2周一次　　　　　　C. 1个月一次

D. 半年一次　　　　　　E. 1年一次

## （四）化学消毒剂效果检测

1. **生物监测**　**消毒剂每季度生物监测一次**。使用中灭菌用消毒液：无细菌生长；使用中皮肤、黏膜消毒液染菌量：≤10CFU/ml，其他使用中消毒液染菌量≤100CFU/ml。对消毒、灭菌物品进行效果监测，**消毒物品不得检出致病性微生**

物，灭菌物品不得检出任何微生物。

小试身手 25.使用中皮肤、黏膜消毒液染菌量应为

A. 5CFU/ml B. ≤10CFU/ml C. ≤20CFU/ml

D. ≤30CFU/ml E. ≤50CFU/ml

2.化学监测 定期监测，如含氯消毒剂、过氧乙酸等每日监测，戊二醛的监测每周不少于一次。

## 参考答案

1.B 2.B 3.E 4.A 5.B 6.C 7.A 8.B 9.D 10.B 11.C 12.E 13.D 14.D 15.C 16.C 17.E 18.C 19.D 20.E 21.E 22.C 23.E 24.D 25.B

# 第五章　手、皮肤的清洁和消毒

**统领全局—考试大纲**

1. 了解手部的微生物。
2. 掌握洗手设施。
3. 熟练掌握洗手指征、洗手方法和手消毒。
4. 熟练掌握皮肤、黏膜消毒。

## 第一节　手卫生

**浪里淘沙—核心考点**

### 一、概述

手卫生包括洗手、卫生手消毒和外科手消毒。洗手是指用肥皂（皂液）和流动水洗手，去除手部皮肤污垢、碎屑和部分致病菌的过程。卫生手消毒是指用手消毒剂揉搓双手，以减少手部暂居菌。外科手消毒是指医务人员外科手术前用洗手液（肥皂）和流动水洗手、前臂至下臂1/3，再用手消毒剂清除或杀灭前臂至上臂下1/3暂居菌和减少常居菌的过程。

### 二、手部微生物

**手部皮肤的细菌分为暂居菌和常居菌。**暂居菌寄居在皮肤表面，常规洗手即可清除；常居菌通常是指皮肤上定植的正常菌群，不易被机械摩擦清除，一般不致病。

### 三、洗手和卫生手消毒

**1.洗手和卫生手消毒的指征**

（1）直接接触每一个病人前后，从同一病人身体的污染部位移动到清洁部位时。

（2）接触病人黏膜、破损皮肤或伤口前后，接触病人血液、体液、分泌物、排泄物、伤口敷料后。

（3）穿脱隔离衣前后，摘手套后。

（4）无菌操作、接触清洁、无菌物品之前。

（5）接触病人周围环境及物品后。

（6）处理药物或配餐前。

小试身手　1.关于洗手和手消毒的指征叙述，下列**错误**的是

A.直接接触患者前后

27

B. 从同一患者身体的清洁部位移动到污染部位

C. 接触患者的分泌物、体液、排泄物之后

D. 接触清洁物品之前

E. 穿隔离衣、戴手套之前

**小试身手** 2. 医务人员应立即洗手的条件是

A. 接触污染器械前　　　　　　B. 接触同一个患者的同一部位时

C. 脱出污染手套后　　　　　　D. 接触患者的血液前

E. 接触患者的分泌物前

**小试身手** 3. 当手被HIV阳性血液污染时，应

A. 反复洗手　　　　　　　　　B. 用肥皂水浸泡双手

C. 先洗手，再用消毒剂搓洗2min　　D. 先将手用消毒剂搓洗2min，再洗手

E. 采用外科洗手消毒法

2. 洗手设施

（1）手术室、产房、导管室、层流洁净病房、骨髓移植和器官移植病房、重症监护病房、新生儿室、母婴室、血液透析病房、烧伤病房、感染科、口腔科、消毒供应中心等重点部门应配备非手触式水龙头。有条件的医疗机构在诊疗区域宜配备非手触式水龙头。

（2）肥皂保持清洁和干燥，有条件的医院用皂液。

（3）配备干手设施。

## 四、外科手消毒

外科手消毒要求先洗手后消毒。不同病人手术之间、手套破损或手被污染时应重新进行外科手消毒。常用手消毒剂有：①氧化电位水；②含胍类（醋酸氯己定等）或醇类复配的手消毒液；③75%乙醇溶液；④含有效碘500mg/L的碘伏溶液。

1. 冲洗手消毒方法　取适量的手消毒剂涂抹在双手的每个部位、前臂和上臂下1/3，认真揉搓2~6分钟，用流动水冲净双手、前臂和上臂下1/3，无菌巾彻底擦干。

2. 冲洗手消毒方法　取适量的免冲洗手消毒剂涂抹在双手的每个部位、前臂和上臂下1/3，认真揉搓直至消毒剂干燥。

# 第二节　皮肤与黏膜的消毒

**浪里淘沙—核心考点**

## 一、皮肤消毒

1. 穿刺部位的皮肤消毒

（1）**消毒方法**：①用浸有碘伏消毒液原液的无菌棉球局部擦拭2遍，作用时间

遵循产品的使用说明。②使用碘酊原液直接涂擦皮肤表面2遍以上，作用时间1~3分钟，待干后用70%~80%乙醇脱碘。③使用有效含量≥2g/L氯己定乙醇溶液局部擦拭2~3遍，作用时间遵循产品的使用说明。④使用70%~80%乙醇溶液擦拭消毒2遍，作用3分钟。⑤使用复方季铵盐消毒剂原液皮肤擦拭消毒，作用时间3~5分钟。

（2）**消毒范围**：肌内、皮下及静脉注射、针灸部位、各种诊疗性穿刺等消毒方法为涂擦，以注射或穿刺部位为中心，由内向外缓慢旋转，逐步涂擦，共2次，**消毒皮肤面积应≥5cm×5cm**。中心静脉导管、PICC、植入式血管通路的消毒范围直径应>15cm，至少应大于敷料面积（10cm×12cm）。

2. 手术切口部位的皮肤消毒

（1）**清洁皮肤**：**手术部位的皮肤应先清洁**；器官移植手术和处于重度免疫抑制状态的病人，术前用抗菌或抑菌皂液或20000mg/L葡萄糖酸氯己定擦拭洗净全身皮肤。

（2）**消毒方法**：**按皮肤消毒方法在手术野及其外扩展≥15cm部位由内向外擦拭**。

3. 病原微生物污染皮肤的消毒  彻底冲洗。采用碘伏原液擦拭作用3~5分钟，或用乙醇、异丙醇与氯己定配制成的消毒液擦拭消毒，作用3~5分钟。

小试身手  4. 有关手术切口部位的皮肤消毒范围，下述正确的是

A. 在手术野及其外扩展≥5cm部位由内向外擦拭

B. 在手术野及其外扩展≥5cm部位由外向内擦拭

C. 在手术野及其外扩展≥10cm部位由内向外擦拭

D. 在手术野及其外扩展≥10cm部位由外向内擦拭

E. 在手术野及其外扩展≥15cm部位由内向外擦拭

## 二、黏膜、伤口创面消毒

1. 会阴部及阴道手术消毒  ①5000mg/L碘仿皂液棉球依次擦洗大、小阴唇，两侧大腿内侧上1/3，会阴及肛门周围，再用5000mg/L碘仿液棉球涂擦外阴，完全干燥后（3~5分钟）再次同样涂擦消毒。②子宫切除术前晚，有效碘250mg/L的碘仿或5000mg/L醋酸氯己定溶液行阴道冲洗消毒。③氧化电位水冲洗消毒。

2. 口腔和咽部消毒  ①含有效碘500mg/L的碘仿、1%过氧化氢或氧化电位水含漱消毒。②复方硼酸溶液、过氧化氢等漱口，硝酸银溶液或5000mg/L碘仿局部涂抹。

3. 新生儿脐带消毒  碘酊和75%乙醇或含5000mg/L有效碘的碘仿消毒。

### 参考答案

1.B    2.C    3.D    4.E

# 第六章 医院环境的消毒

**统领全局—考试大纲**

1. 熟练掌握医院环境的分类及空气卫生学标准。
2. 掌握医院不同区域空气的消毒方法。
3. 熟练掌握环境的清洁与消毒的原则和方法。

## 第一节 医院空气净化

**浪里淘沙—核心考点**

### 一、医院环境分类及空气卫生学标准

1. **洁净手术室、洁净骨髓移植病房**，新建或改建验收、更换高效过滤器后、日常监测时，**空气中细菌菌落总数应符合 GB 50333 要求** [ ≤5CFU/（30分钟，直径9cm平皿）]。

2. 非洁净手术室、非洁净骨髓移植病房、产房、导管室、新生儿室、器官移植病房、烧伤病房、ICU、血液病病区空气中细菌菌落总数≤4 CFU/（15分钟·直径9cm平皿）。

**小试身手** 1. 导管室空气中的细菌菌落总数应

A. ≤4CFU/（15分钟·直径9cm平皿）

B. ≤6CFU/（15分钟·直径9cm平皿）

C. ≤8CFU/（15分钟·直径9cm平皿）

D. ≤10CFU/（15分钟·直径9cm平皿）

E. ≤20CFU/（15分钟·直径9cm平皿）

3. 儿科病房、母婴同室、妇产科检查室、人流室、治疗室、注射室、换药室、输血科、消毒供应中心、血液透析室、急诊室、化验室、各类普通病室、感染疾病科门诊及其病房空气中细菌菌落总数≤4CFU/（5分钟·直径9cm平皿）。

### 二、医院不同区域空气的净化方法

1. Ⅰ类环境为采用空气净化技术的诊疗场所，分洁净手术部和其他洁净场所。其环境空气菌落总数卫生标准应符合 GB50333 要求，其他洁净场所达到≤4.0CFU/皿（平板暴露时间30min），物表平均菌落数≤5.0CFU/cm³。

2. Ⅱ类环境为非洁净手术部（室）：产房、导管室、血液病病区、烧伤病区等保护性隔离病区，重症监护病区、新生儿室等。其环境空气菌落总数卫生标准应达

到 ≤4.0CFU/皿（平板暴露时间15min），物表平均菌落数 ≤5.0CFU/cm³。可选用下列方法净化空气。

（1）通风：①自然通风，应根据季节、室外风力和气温，适时进行通风；②机械通风，通过安装通风设备，利用风机、排风扇等运转产生的动力，使空气流动、宜采用"顶送风，下侧回风"，建立合理的气流组织。

（2）安装空气净化消毒装置集中空调通风系统。

3. Ⅲ类环境为母婴同室、消毒供应中心的检查包装灭菌区、血液透析中心（室）、其他普通住院病区等。Ⅳ类环境为普通门（急）诊及其检查、治疗室，感染性疾病科门诊和病区。Ⅲ、Ⅳ类区域空气菌落数应达到 ≤4.0CFU/皿（平板暴露时间5min），物表平均菌落数 ≤10.0CFU/cm³。

如需进行空气消毒，方法应遵循《消毒技术规范》规定。不宜常规采用化学喷雾进行空气消毒。

# 第二节　医院环境的清洁与消毒

**浪里淘沙—核心考点**

1. 环境、物体表面应保持清洁；当受到肉眼可见污染时应及时清洁、消毒。

2. 对治疗车、床栏、床头柜、门把手、灯开关、水龙头等频繁接触的物体表面应每天清洁、消毒。

**小试身手** 2. 医院一般环境的处理原则是

A. 以清洁为主　　　　　　　　B. 以化学消毒为主

C. 以灭菌为主　　　　　　　　D. 以消除医疗垃圾为主

E. 以清除传染源为主

3. 被病人血液、呕吐物、排泄物或病原微生物污染时，应根据具体情况，选择中水平以上消毒方法，对于少量（<10ml）的溅污，可先清洁再消毒；对于大量（>10ml）溅污，应先用吸湿材料去除可见的污染，再清洁和消毒。

4. 人员流动频繁、拥挤的诊疗场所，应每天在工作结束后进行清洁、消毒。

5. 拖布（头）和抹布宜清洗、消毒、干燥后备用。

**参考答案**

1.A　2.A

# 第七章　隔离与防护

**统领全局—考试大纲**

1. 熟练掌握隔离的基本原理。
2. 掌握隔离技术。
3. 熟练掌握隔离的种类。
4. 熟练掌握标准预防的原则和措施。
5. 掌握对经空气传播、飞沫传播、接触传播疾病的隔离和预防。

## 第一节　隔离的基本原理和技术

**浪里淘沙—核心考点**

### （一）隔离

将传染期病人、可疑传染病人及病原携带者同其他病人分开，或将感染者置于不能传染给他人的条件下。隔离目的是切断传播途径，保护易感者，最终控制或消灭传染源。

### （二）隔离区域设立

隔离区域设立三区、二通道，即清洁区与潜在污染区之间、潜在污染区与污染区之间，设有缓冲间，作为医务人员的准备间。

小试身手　1.有关隔离室的设置，以下说法正确的是

A. 可适用于多重耐药菌感染的病人

B. 有独立空调，感染病人房间应为正压，保护性隔离病人房间为负压

C. 如无单独房间，传染病人也可住同一房间，但床距应保持1m以上

D. 房间内空气交换应每天6次以上

E. 室内空气应经简单过滤后方可排出室外

### （三）防护用品的使用

1. 口罩使用　为防止血液、体液和飞溅物传播，医务人员在手术室工作或护理免疫功能低下的病人、进行体腔穿刺操作时，需戴外科口罩。医务人员**接触通过空气传播或近距离接触经飞沫传播的呼吸道传染病时应戴医用防护口罩**。

小试身手　2.为肺结核患者吸痰时，应佩戴的口罩是

A. 纱布口罩　　　　　　B. 外科口罩　　　　　C. 防护面罩

D. 普通医用口罩 　　　　E. 医用防护口罩

2. **手套使用**　接触病人血液、体液、分泌物、排泄物、呕吐物、污染物品、引流物时戴手套。**手套只使用一次，不可重复使用；出现破损后立即更换。**

3. **隔离衣使用**　衣服可能被分泌物、渗出物污染，与感染性疾病病人接触时，对病人实施保护性隔离时使用隔离衣。

### （四）隔离区域物品处理

1. **可再次使用的物品受传染性病原体污染时，使用后以黄色包装袋包装，灭菌后方可使用。** 如医疗器械、衣服和床单等。

2. **不重复使用的物品，使用后放置在黄色垃圾袋中，按感染性废物处理。**

3. **病历不要接触感染物或污染物品，不带进隔离室。**

4. 体温计专人使用，用后消毒。

5. 血压计、听诊器与其他病人分开，同病原体感染者可共用。

6. 检验标本放在有盖容器内，防止漏出。运送时盒外再套一个袋子，做好标记。**标本经灭菌处理后再丢弃。**

### （五）探视管理

隔离室一般不让探视，必要时先通报护士，探视人员按照规定行隔离防护，采取隔离措施后方可探视。

### （六）隔离室终末消毒

病人解除隔离或不再排出感染物或死亡后对病室进行终末消毒。**消毒对象是病人接触过的设施、物品和病人血液、体液、分泌物污染的地方。**

# 第二节　标准预防的原则和措施

**浪里淘沙—核心考点**

标准预防是接触病人**血液、体液、分泌物**及病人黏膜和破损皮肤时须采取相应措施。**无论病人是否确定有传染性，均应采取防护措施。** 即把血液、体液、分泌物、排泄物均当成传染性污染物进行隔离预防。

### （一）洗手

**接触具有传染性的血液、体液、分泌物、排泄物、污染器械后立即洗手。** 脱去手套后及时洗手。在两个病人之间，当手可能传播微生物污染环境时；同一个病人接触身体不同部位均应洗手。

**小试身手** 3. 下列哪种情况**不需要洗手**

A. 护理两个病人之间

B. 脱手套之后

C. 给同一个病人输液后，准备导尿前

D. 进行护理操作时，可能接触了污染的器械

E. 跟病人沟通交谈之后

## （二）面罩、护目镜和口罩

戴口罩、面罩及护目镜可减少病人体液、血液、分泌物等飞溅到医务人员眼睛、口腔及鼻腔黏膜。

## （三）隔离衣

为防止被病人血液、体液、分泌物、排泄物和大量传染性材料污染时，穿隔离衣。脱去隔离衣后立即洗手，以避免污染其他病人和环境。

## （四）手套

接触血液、体液、排泄物、分泌物、呕吐物及污染物品时戴清洁手套；无菌操作、接触病人破损皮肤和黏膜时戴无菌手套；手套可防止医务人员把手上的菌群传给病人；防止医务人员将从病人或环境中污染的病原菌在人群中传播。**当医务人员在不同病人之间操作时更换手套，手套不能代替洗手。**

## （五）可重复使用的设备

可重复使用的设备被血液、体液、分泌物、排泄物污染，为防止交叉感染，在下一个病人使用之前清洁干净，并进行消毒、灭菌，一次性使用部件丢弃。

## （六）环境控制

在彻底清洁地面和物体表面的基础上，对床单位、设备和轮椅、门把手进行消毒。

## （七）锐器处理

小心处理使用过的尖锐物品，**使用后针头不回套针头帽，不用手拔除针头，如要人为拔除针头，应使用其他技术拔掉针头。用过的针头及尖锐物品放在锐器盒内。**

# 第三节　特殊感染预防

## 浪里淘沙—核心考点

## （一）对经空气传播疾病的隔离预防（飞沫核≤5μm，如结核、水痘、麻疹）

1. 病房进行通风，有条件者使用负压病房，遵守负压病房建筑布局与隔离要求。

2.病人限制在病房内活动。

3.进入室内的工作人员戴医用防护口罩。

## （二）对经飞沫传播疾病的隔离预防（飞沫核>5μm，如流行性腮腺炎、白喉、呼吸道合胞病毒感染等）

1.病室内应有良好的通风设施。

2.进入室内的工作人员戴外科口罩。

3.无条件时同种疾病病人同住一室，两病床之间距离不少于1.1米。

4.限制传染病人的活动范围，如病人离开病房应戴医用防护口罩。

**小试身手** 4.细菌性脑膜炎病人离开病房时应戴

A.一次性口罩　　　　　B.外科口罩　　　　　C.防护面罩

D.普通医用口罩　　　　E.医用防护口罩

## （三）对经接触传播疾病的隔离预防

**需隔离的情况**：皮肤白喉、大面积烧伤及多重耐药细菌（MRSA、VRE、艰难梭菌、泛耐药鲍曼不动杆菌等）感染病人。

1.病室内应有良好的通风设施。

2.应配备适量非手触式开关的流动水洗手设施。

3.如条件允许，单人单间，或同种疾病患者住一间，进入病房戴手套、穿隔离衣。做好手卫生。环境、器械进行清洗、消毒、灭菌。

### 参考答案

1.A　2.E　3.E　4.B

# 第八章　合理使用抗菌药物

1. 了解抗感染药物的作用机制和细菌耐药机制。
2. 掌握抗感染药物应用的管理和抗感染药物合理应用的原则。
3. 掌握术前预防性应用抗生素的原则和术前应用抗生素的方法。

## 第一节　抗菌药物的作用机制及细菌耐药机制

浪里淘沙—核心考点

### 一、抗菌药物的作用机制

**抗菌药物的主要作用机制**包括：①干扰细菌细胞壁合成；②影响细菌蛋白质的合成；③损伤细胞膜；④抑制细菌核酸合成。

小试身手　1.关于抗菌药物的作用机制，下列叙述**错误**的是

A. 干扰细胞壁的合成　　　　　　　B. 抑制细菌芽孢生成

C. 抑制细菌核酸合成　　　　　　　D. 影响细菌蛋白质的合成

E. 损伤细胞膜

### 二、细菌耐药机制

**细菌耐药性分为天然耐药和获得性耐药两类。**

## 第二节　抗菌药物的管理和合理使用原则

浪里淘沙—核心考点

### 一、抗菌药物应用的管理

1. 医疗机构应结合本机构实际，根据抗菌药物特点、临床疗效、细菌耐药、不良反应以及当地社会经济状况、药品价格等因素，**将抗菌药物分为非限制使用、限制使用和特殊使用三类进行分级管理。**非限制使用是对经临床长期应用证明安全、有效，对细菌耐药性影响较小，价格相对较低的抗菌药物。限制使用是针对在疗效、安全性、对细菌耐药性影响、药品价格方面存在局限性，不宜作为非限制使用的抗菌药物。特殊使用级别的药物是指不良反应明显，不宜随意使用或临床需要倍

加保护以免细菌过快产生耐药而导致严重后果的抗菌药物；新上市的抗菌药物；药品价格昂贵的抗菌药物。

2. 医疗机构应重视病原微生物检测工作，建立正确的病原微生物培养、分离、鉴定及细菌药敏试验的条件和方法，及时报告**细菌药敏试验结果，作为临床医师正确使用抗菌药物的依据**。

3. 医疗机构应建立、健全本机构抗菌药物临床应用管理制度、建立完善药事管理专业委员会，开展合理用药培训，监督临床合理用药工作。

## 二、抗菌药物合理应用原则

1. 诊断为细菌性感染者方有指征应用抗菌药物。

2. **应根据细菌药物敏感试验结果选用抗菌药物**。

3. 应根据各种抗菌药物的药效学和人体药代动力学特点，按临床适应证正确选用抗菌药物。

4. 应综合患者病情、病原菌种类及抗菌药物的特点制订抗菌药物的治疗方案，应遵循以下原则：

（1）根据病原菌种类及药敏试验结果选用抗菌药物。

（2）按各种抗菌药物的治疗剂量范围给药。

（3）轻、中度感染的大多数病人可接受口服给药者，应选用口服吸收良好的抗菌药物，不必采用静脉或肌内注射给药。**重症感染、全身感染者应给予静脉给药**，病情好转应及早转为口服给药。

（4）给药次数应根据药代动力学和药效学相结合的原则给药。

5. **抗菌药物疗程一般宜用至体温正常、症状消退后72～96小时**，特殊情况妥善处理。

6. 抗菌药物的联合应用要有明确的指征。

小试身手　2.联合使用抗菌药物的目的**不包括**

A. 增加抗菌效果　　　　B. 增加药物剂量　　　　C. 减缓细菌耐药性

D. 减少不良反应　　　　E. 减轻毒性

小试身手　3.下列哪项做法符合抗感染药物合理用药

A. 发现感染首选广谱抗生素

B. 两种以上抗生素若无配伍禁忌可在同一溶液中静脉滴注

C. 急性感染症状消失后，立即停用抗生素

D. 将红霉素用注射用水溶解后放入生理盐水中静脉滴注

E. 氨基糖苷类抗生素与β–内酰胺类药物可同瓶滴注

小试身手　4.关于抗感染药物的应用方法，正确的叙述是

A. 选择有针对性的一种抗生素治疗顽固性感染

B. 将药敏试验作为常规抗生素选药依据

C. 长期应用抗生素者，应长期联合服用制霉菌素以防止真菌二重感染

D. 大环内酯类药物采用间歇给药方法

E. 氨基糖苷类抗生素可与β–内酰胺类药物同瓶滴注

# 第三节　抗菌药物在外科的预防应用

## 浪里淘沙—核心考点

### 一、外科手术预防性抗菌药物使用原则

1. **清洁手术**　手术野无污染，**常不需预防性使用抗菌药物**。仅下列情况，可考虑预防用药：①手术涉及重要脏器，一旦发生感染将引起严重后果者，如头颅手术、心脏手术、眼内手术等；②异物植入手术，如人工心脏瓣膜置换手术、人造关节置换术、人造血管植入术等；③手术范围大、时间长、污染机会增加的手术；④高龄或免疫缺陷等高危人群。

2. **清洁–污染手术**　上、下呼吸道，上、下消化道，泌尿生殖道手术，或经以上器官的手术。由于手术部位存在大量寄殖菌群，手术时可能污染手术野引起感染，故**此类手术需预防用抗菌药物**。

3. **污染手术**　术后有高度发生感染可能者。例如：**严重污染和组织创伤的伤口，不能及时手术处理或彻底清创者**（如复杂外伤、战伤、开放性骨关节伤、严重烧伤和各种咬伤等）；连通口咽部的颈部手术；腹部空腔脏器破裂或穿通伤；回肠远端及结肠手术；高危胆道手术；经阴道子宫切除术，**此类手术需预防性使用抗菌药物**。

### 二、预防性抗菌药物使用方法

1. 预防性抗菌药物的选择视预防目的而定，选择对特定手术可能引起手术部位感染的最常见致病菌有效的药物。

2. **接受清洁手术者**，在皮肤黏膜切开前0.5~1小时内给药，或麻醉开始时给药，使手术切口暴露时局部组织中已达到足以杀灭入侵切口细菌的药物浓度。

如果**手术时间超过3小时**，或失血量超过1500ml，可术中给予第2剂。**抗菌药物的有效覆盖时间应包括整个手术过程**，总的预防用药时间不超过24小时，个别情况可延长至48小时。

**小试身手**　5. 在围手术期，预防性抗生素的合理使用时间是

A. 入住外科病房后　　　　　　B. 手术前3天

C. 手术前24小时　　　　　　 D. 麻醉诱导期，即皮肤黏膜切开前0.5~1小时

E. 手术结束后1周内

3. 择期的结直肠手术前，需通过导泻或灌肠剂进行肠道准备。在术前24小时

开始口服肠道不吸收抗菌药物，共3次。

4.对高危的剖宫产手术，在脐带钳夹后立即预防性使用抗菌药物。

**5.不可将万古霉素作为常规的预防性使用药物。**

小试身手 6.患者，男，55岁，直肠癌，行Mile's手术，以下用药护理中<u>不正</u><u>确</u>的是

A.术前24小时给予不吸收的口服抗生素

B.应用万古霉素作为术前的预防性用药

C.术前0.5~1小时通过静脉给一次足量抗生素

D.术中给予抗生素，以维持适当的血药浓度

E.抗生素的使用应维持至手术切口关闭后的几个小时

参考答案

1.B　2.B　3.D　4.B　5.D　6.B

# 第九章 医院感染与护理管理

**统领全局—考试大纲**

1. 掌握下呼吸道感染的预防。
2. 熟练掌握血管相关性感染的预防。
3. 了解抗菌药物相关性腹泻和手术部位感染的预防。
4. 掌握老年病人和患病儿童的管理原则。
5. 熟练掌握ICU病人的管理原则。
6. 掌握护理人员的自身职业防护。

## 第一节 常见医院感染的预防与护理

**浪里淘沙—核心考点**

医院感染发生的部位不同，病原体亦有多种，其中严重影响医疗安全，且有措施可以预防控制的常见医院感染主要包括以下四种。

### 一、呼吸机相关性肺炎（VAP）的预防

**呼吸机相关性肺炎**（ventilatorassociatedpneumonia，VAP）是**指气管插管或气管切开的患者在接受机械通气48小时后发生的肺炎。撤机、拔管48小时内出现的肺炎，仍属VAP。胸部X线或CT显示新出现或进展性的浸润影、实变影或磨玻璃影**，加上下列3种临床症候中的2种以上，可建立临床诊断：①**发热，体温＞38℃**；②**脓性气道分泌物**；③**外周血白细胞计数＞$10 \times 10^9$/L或＜$4 \times 10^9$/L。**

呼吸机相关性肺炎预防要点如下。

1. 预防误吸

（1）体位管理：如无禁忌，床头抬高30°~45°。

（2）口腔护理：加强口腔卫生护理，使用洗必泰漱口液或口腔护理，1次/6~8h。

（3）肠内营养：尽可能早期胃肠营养，监测胃肠耐受情况，对于误吸高风险患者（包括俯卧位通气患者）选择经鼻肠管营养。

（4）气囊压力：**每4~6h监测气囊压力**，当吸痰后或患者体位改变后，需重新测量和调整气囊压力，或使用持续气囊测压表监测气囊压力，**保持气囊压力在25~30cmH$_2$O**。

（5）声门下分泌物引流：使用可吸引的气管导管对声门下分泌物进行持续或间断吸引；或使用气流冲击法进行气囊上滞留物清除，6~8h进行一次。

2. 促进痰液引流。**按需吸痰，做好气道湿化，保证痰液引流通畅**。痰液不宜引流时使用气道廓清技术辅助排痰或经气管镜吸痰。

3. 减少外源性污染

（1）加强手卫生及环境清洁消毒。进行与气道相关操作时严格遵守无菌技术操作规程。

（2）加强呼吸机管路的清洁消毒。**呼吸机管路及配件一人一用一消毒或灭菌，一般推荐每周更换1次呼吸机管路**，如有肉眼可见污渍或有故障时及时更换。

（3）**湿化罐内灭菌水每24h更换；雾化器专人专用，每次使用后用灭菌水清洁晾干备用**。

（4）**呼吸机管路冷凝液收集瓶处于管道最低位，保持直立并及时清除冷凝水**，不可使冷凝水流向患者气道或湿化罐。

4. 缩短机械通气时间

（1）严格掌握气管插管或切开指征，对需要呼吸机辅助呼吸的患者优先考虑无创通气。

（2）评估镇静状态，病情允许的情况下尽可能维持浅镇静；每日评估镇静的必要性，并尽早停用。

（3）每日唤醒并实施自主呼吸试验，评估是否可以撤机和拔管，以缩短机械通气时间。

（4）开展早期训练和活动，以维持和改善患者的身体状况，尽早拔管。

5. 实施集束化预防策略

**小试身手** 1. 预防呼吸机相关性肺炎的护理措施**不包括**

A. 掌握正确的吸痰技术　　　　　B. 注意做好手卫生

C. 定期更换呼吸机管道　　　　　D. 预防性使用抗菌药物

E. 掌握正确吸痰技术

## 二、血管导管相关感染

血管导管相关感染（Vessel Catheter Associated Infection，简称VCAI）**是指留置血管导管期间及拔除血管导管后48小时内发生的原发性、且与其他部位感染无关的感染**，包括血管导管相关局部感染和血流感染。患者局部感染时出现红、肿、热、痛、渗出等炎症表现，血流感染除局部表现外还会出现发热（>38℃）、寒颤或低血压等全身感染表现。血流感染实验室微生物学检查结果：外周静脉血培养细菌或真菌阳性，或者从导管尖端和外周血培养出相同种类、相同药敏结果的致病菌。

血管导管相关感染预防要点如下。

1. 置管前的预防措施包括：

（1）严格掌握置管指征，减少不必要的置管。

（2）对患者置管部位和全身状况进行评估。选择能够满足病情和诊疗需要的管腔最少、管径最小的导管。选择合适的留置部位，**中心静脉置管成人建议首选锁骨下静脉，其次选颈内静脉，不建议选择股静脉；连续肾脏替代治疗时建议首选颈内静脉**。

2. 置管中预防措施包括

（1）严格执行无菌技术操作规程。置入中心静脉导管、PICC、中线导管、置入全植入式血管通路（输液港）时，必须遵守最大无菌屏障要求，戴工作圆帽、医用外科口罩，执行手卫生并戴无菌手套、穿无菌隔离衣、铺覆盖患者全身的大无菌单。**置管过程中手套污染或破损时应立即更换**。

（2）采用符合国家相关规定的皮肤消毒剂消毒穿刺部位。**建议采用含洗必泰醇浓度＞0.5%的消毒液进行皮肤局部消毒**。

（3）中心静脉导管置管后应当记录置管日期、时间、部位、置管长度，导管名称和类型、尖端位置等，并签名。

3. 置管后预防措施包括：

（1）应当**尽量使用无菌透明、透气性好的敷料覆盖穿刺点**，对高热、出汗、穿刺点出血、渗出的患者可使用无菌纱布覆盖。

（2）应当**定期更换置管穿刺点的敷料**。

（3）医务人员接触置管穿刺点或更换敷料前，应当严格执行手卫生。

（4）中心静脉导管及PICC，尽量减少三通等附加装置的使用。

（5）**外周及中心静脉置管后，应当用不含防腐剂的生理盐水或肝素盐水进行常规冲管和封管，预防导管堵塞**。

（6）严格保证输注液体的无菌。

（7）应当每天观察患者导管穿刺点及全身有无感染征象。当患者穿刺部位出现局部炎症表现，或全身感染表现的，怀疑发生血管导管相关感染时，建议综合评估决定是否需要拔管。如**怀疑发生中心静脉导管相关血流感染，拔管时建议进行导管尖端培养、经导管取血培养及经对侧静脉穿刺取血培养**。

（8）医务人员应当每天对保留导管的必要性进行评估，不需要时应当尽早拔除导管。

> **小试身手** 2.血管相关性感染的预防，下列说法**不正确**的是
> A. 导管管尖细菌数培养应<15CFU/平板
> B. 提倡非介入性方法
> C. 导管入口选用透明敷料，以便随时观察
> D. 发现导管局部感染，可用药后继续观察
> E. 发生全身感染征象立即拔管

## 三、导尿管相关尿路感染

导尿管相关尿路感染指患者留置导尿管后，或者拔除导尿管48h内发生的泌尿道感染，包括显性尿路感染（有尿路感染的症状体征，尿培养阳性，细菌数

$\geq 10^5CFU/ml$）和阴性菌尿症（无尿路感染的症状和体征，尿培养阳性，细菌数$\geq 10^5CFU/ml$）。

导尿管相关尿路感染的预防要点如下。

1.医务人员在执行医疗护理活动前后均需严格进行手卫生。

2.严格执行无菌操作技术，**在执行留置导尿时，严格遵守无菌技术操作规程**，保持导尿管无菌，**不慎污染必须更换**。

3.选用硅胶尿管，选择粗细合适的导尿管。

4.留置导尿者应选用封闭式导尿系统。尽量避免轻易分离尿管与集尿袋的接头及频繁采取尿标本等动作。放房或更换集尿袋时，应执行无菌操作技术，消毒接头处。

5.**保持尿液引流通畅，防止尿液逆流**。尽可能避免导尿引流管堵塞、屈曲受压，集尿袋的位置要低于耻骨联合的位置。

6.保持会阴部清洁、干燥。**每天常规清洁会阴外，应用0.5%碘伏擦洗消毒会阴及尿道口，周围皮肤及尿道外口部尿道近段4~5cm**。

7.**避免不必要的膀胱冲洗和每天更换集尿袋**。频繁更换集尿袋破坏其密闭性，可导致菌尿感染率增加。膀胱冲洗时，细菌随冲洗液进入膀胱，还可使膀胱黏膜受损或化学刺激造成化学性膀胱炎而加重尿路感染，如血尿、脓尿等。如因病情需要，必须冲洗膀胱时，要严格掌握无菌操作技术。

8.严格掌握留置导尿的适应证。

## 四、手术部位感染

手术部位感染（Surgical Site Infection SSI）是指患者在手术后一定时间段内发生在切口或手术深部器官或腔隙的感染，如切口感染、脑脓肿、腹膜炎等。手术部位感染包括浅部组织切口感染、切口深部组织感染和器官（或腔隙）感染。切口浅部组织感染指患者发生于**手术后30天内**，仅限于切口的皮肤和皮下组织的感染。切口深部组织感染指无植入物的手术于手术后30天内，**有植入物**（如人工心脏瓣膜、人造血管、机械心脏、人工关节等）**的手术于手术后1年内**，患者发生的与手术有关（除皮肤、皮下、深筋膜和肌肉以外）的器官或腔隙的感染。

手术部位感染的预防要点如下。

1.手术前预防控制措施包括：

（1）应缩短手术患者的术前住院时间。

（2）**择期手术前宜将糖尿病患者的血糖水平控制在合理范围内**。

（3）择期手术前吸烟患者宜戒烟，结直肠手术成年患者术前宜联合口服抗生素和机械性肠道准备。

（4）**如存在手术部位以外的感染，宜治愈后再进行择期手术**。

（5）择期手术前患者应沐浴、清洁手术部位，更换清洁患者服。

（6）当毛发影响手术部位操作时，应选择不损伤皮肤的方式去除毛发，应于当日临近手术前，在病房或手术部（室）限制区外［术前准备区（间）］进行。急诊或有开放伤口的患者，应先简单清洁污渍、血迹、渗出物，覆盖伤口后再进入手术部（室）限制区。

2. 手术中预防控制措施包括：

（1）**择期手术安排应遵循先清洁手术，后污染手术的原则**。

（2）洁净手术间应保持正压通气，保持回风口通畅；保持手术间门关闭，减少开关频次。应限制进入手术室的人员数量。

（3）可复用手术器械、器具和物品的处置以及灭菌包标识应严格执行相关要求。

（4）手术室着装要求符合《手术部（室）医院感染控制规范》。

（5）手术严格执行无菌操作。

（6）围手术期的保温要求：围手术期应维持患者体温正常。**手术冲洗液应使用加温（37℃）的液体**。输血、输液宜加温（37℃），不应使用水浴箱加温。

（7）环境及物体表面的清洁和消毒：每台手术后，应清除所有污物，对手术室环境及物体表面进行清洁；被血液或其他体液污染时，应采取低毒高效的消毒剂进行消毒。

3. 手术后感染预防控制措施包括：

（1）在更换敷料前后、与手术部位接触前后均应进行手卫生。

（2）在更换敷料时，应遵循无菌技术操作规程。

（3）应加强患者术后观察，如出血、感染等征象。

（4）应保持切口处敷料干燥，有渗透等情况时及时更换。

（5）宜对术后出院患者进行定期随访。

（6）当怀疑手术部位感染与环境因素有关时，应开展微生物学监测。

**小试身手** 3. 防止手术部位感染最有效的对策是

A. 更换敷料前洗手　　　　　　　B. 选用吸附力很强的伤口辅料

C. 缩短病人在监护室的滞留时间　D. 严格无菌操作

E. 保持室内空气清洁

# 第二节　医院高危人群和重点科室的感染管理

**浪里淘沙—核心考点**

## 一、老年病人的管理原则

老年病人抗感染能力差，尤其是伴基础疾病长期卧床的老年人，**由于呼吸系统纤毛运动和清除功能下降、咳嗽反射减弱，易发生坠积性肺炎**。这类病人尿道多有细菌附着，导管中铜绿假单胞菌、大肠埃希菌、肠球菌分离率高，是医院感染的起因。对住院的老年病人要加强生活护理，保持口腔和会阴清洁。协助病人做肺活量训练，促进排痰和胃肠功能恢复。呼吸道诊疗的各种器械严格消毒。接触老年病人前后洗手，保持环境清洁，严格探视和消毒隔离制度。

## 二、患病儿童的管理原则

小儿免疫系统发育不成熟，对微生物的易感性较高，尤其是葡萄球菌、克雷伯菌、致病性大肠埃希菌和柯萨奇病毒等。加强基础护理，保持小儿皮肤清洁和饮食卫生，注意新生儿室与母婴同室的环境卫生、室内温湿度适宜。严格执行消毒隔离制度，工作人员接触新生儿前洗手，做好环境卫生监测。工作人员出现感染性疾病时及时治疗、休息，严重者调离新生儿室，以免交叉感染。

## 三、ICU病人的管理原则

1.大多数病人因危重疾病继发感染入住ICU。

2.休克、多发性创伤、多脏器功能衰竭、大出血等病人抗感染能力差。严重创伤、重大手术等引起全身应激反应，免疫功能下降。

3.病人长期使用抗菌药物，细菌耐药性增强。

4.各种侵入性检查、治疗，如机械通气、动脉测压、血液净化、静脉营养、留置导尿、胃肠减压等都为细菌入侵和正常菌群移位创造了有利条件。

5.病人自理能力缺乏，与护士接触频繁，增加了交叉感染的机会。

预防ICU医院感染的原则是提倡非侵入性监护方法，尽量减少侵入性血流动力学监护。对病人实施保护性医疗措施，提高病人的抵抗力。

**小试身手** 4.有关ICU的感染管理，以下说法**错误**的是

A.病室定期消毒

B.限制家属探视和陪护

C.提倡介入性监护方法

D.根据细菌培养和药敏试验选择抗生素

E.严重创伤、感染的病人避免安排在同一房间

# 第三节　护理人员的自身职业防护

**浪里淘沙—核心考点**

## 一、加强对护理人员的感染管理

1.定期对护士进行体格检查，建立健康档案，了解感染情况。

2.将护士调入或调离某一部门时都应进行健康检查，查明有无感染。

3.探讨部门的感染管理工作，明确改进目标，制定相应预防感染措施。

## 二、提高护理人员职业防护意识

处置血液和被血液污染的器械时戴手套，小心处理利器，严防利器刺伤，一旦刺伤须立即处理，挤血并冲洗伤口、清创、消毒、包扎、报告和记录、跟踪监测。

对从事有可能被病人体液或血液溅入眼睛及口腔黏膜内的操作者，应戴口罩及护目镜。在供应室的污染区穿防护衣、防护鞋等。化学消毒时注意通风和戴手套，消毒器加盖，防止环境污染造成危害。

**小试身手**（5~6题共用备选答案）

A. 戴帽子 　　　　　　 B. 洗手或手消毒 　　　　　 C. 穿防护衣

D. 戴口罩及护目镜 　　　 E. 戴手套

5. 处置被血液污染的器械时，应

6. 从事有可能被病人体液或血液溅到眼部及口腔黏膜时，应

## 三、做好预防感染的宣传教育

护理人员养成良好的卫生习惯，强化手卫生，对新进员工给予预防感染的基本操作技术培训，并进行各种形式的宣传教育。

**小试身手** 7. 医院感染间接传播的最主要方式是通过

A. 医疗设备 　　　　　　 B. 医务人员的手 　　　　 C. 病人间的接触

D. 病人的排泄物、分泌物 　 E. 一次性物品

## 四、强化预防感染的具体措施

患有感染性疾病的护士，一定时期内应调离护理病人的岗位，避免交叉感染。对从事高危操作的医务人员，如外科医师、监护病房护士以及血透工作人员等进行抗乙型肝炎免疫接种。被抗原阳性血液污染的针头等利器刺伤皮肤或溅污眼部、口腔黏膜者应立即注射高效免疫球蛋白，以防感染。同时加强结核病防治，在传染病流行期或遭受某种传染物质污染后，及时为护士进行免疫接种，如乙肝疫苗、流感疫苗等。

### 参考答案

1.D 　 2.D 　 3.D 　 4.C 　 5.E 　 6.D 　 7.B

# 第十章　特殊病原菌的感染途径及消毒

1. 掌握甲型肝炎和戊型肝炎的概述和消毒方法。
2. 掌握乙型肝炎、丙型肝炎及丁型肝炎的概述、消毒方法和注意事项。
3. 掌握艾滋病的概述、消毒方法和注意事项。
4. 了解淋病和梅毒、流行性出血热、炭疽及结核病的概述和消毒方法。

## 第一节　甲型肝炎和戊型肝炎

**浪里淘沙—核心考点**

### 一、概述

　　**甲型和戊型肝炎的病原体分别为甲型肝炎病毒和戊型肝炎病毒，传播途径为粪－口传播**，粪便污染食物或水源可造成流行，食用污染的生贝类，如牡蛎、蛤、蚶贝和毛蚶也可感染。HAV对外界抵抗力较强，耐酸碱，在贝壳类动物、污水、海水、泥土中能存活数月。100℃1分钟才能灭活。

　　锦囊妙记：在甲、乙、丙、丁、戊肝炎中，一头一尾的两种肝炎（甲型和戊型）为粪-口传播，中间的三种（乙型、丙型和丁型）主要为血液途径传播。

　　**小试身手** 1. 主要经粪-口途径传播的肝炎病毒为
　A. 甲型肝炎病毒、丙型肝炎病毒　　　B. 甲型肝炎病毒、戊型肝炎病毒
　C. 乙型肝炎病毒、丙型肝炎病毒　　　D. 乙型肝炎病毒、戊型肝炎病毒
　E. 甲型肝炎病毒、乙型肝炎病毒

### 二、消毒方法

　　1. 对室内墙壁、地面、家具表面；衣物、被褥；病人排泄物、呕吐物及容器；餐具；食物；家用物品、家具、玩具；纸张、书籍；运输工具；厕所与垃圾等采用煮沸或流通蒸汽**消毒30分钟**；或用25~500mg/L有效氯浸泡30分钟；**不耐热的衣物用过氧乙酸熏蒸方法消毒（1g/m³）**，或置入环氧乙烷消毒柜中，浓度为800mg/L，温度为54℃，相对湿度为80%，消毒4~6小时。废弃物焚烧处理。

　　**小试身手** 2. 甲型肝炎患者使用过的餐（饮）具的消毒方法是煮沸消毒

A. 10分钟      B. 15分钟      C. 20分钟

D. 30分钟      E. 60分钟

2. 用0.5%碘伏消毒，0.5%氯己定醇消毒手。

3. 在消毒的同时开展灭蝇、灭蟑螂的工作。

# 第二节 乙型肝炎、丙型肝炎、丁型肝炎

**浪里淘沙—核心考点**

## 一、概述

乙型、丙型和丁型肝炎病原体分别为乙型肝炎病毒、丙型肝炎病毒和丁型肝炎病毒。**主要通过血液途径传播（输血、使用血制品、注射、针刺伤等）**，亦可通过生活中的密切接触、无保护性接触传播。HBV抵抗力很强，对热、低温、干燥、紫外线均能耐受。100℃10分钟才能灭活。对0.2%新洁尔灭及0.5%过氧乙酸敏感。HCV对有机溶剂敏感、煮沸、紫外线等亦可使HCV灭活。

**小试身手** 3. 主要经血液传播的肝炎病毒为

A. HAV、HBV、HCV      B. HAV、HBV、HDV

C. HCV、HEV      D. HBV、HCV、HDV

E. HAV、HBV

## 二、消毒方法

1. 对感染者和病人血液、分泌物使用含氯消毒剂消毒。

2. **对墙壁、地面、家用物品、家具、玩具、衣服、被褥、餐具使用含氯消毒剂消毒。**

3. 手与皮肤用手消毒剂消毒。

4. 发现HBV、HCV阳性血液及血制品，应彻底焚烧。对贮存此类物品的冰箱、冷库解冻后的冰水用含氯消毒剂溶液（含有效氯2000mg/L）按1:1的比例混匀，消毒30分钟后排放。冰箱、冷库内外壁用含氯消毒剂擦拭。

5. 用过的针头、注射器、输液管、棉签、橡胶手套、橡胶管与其他污物装入桶中，**用0.1%次氯酸钠溶液（含有效氯1000mg/L）浸泡消毒**。必要时焚烧。

## 三、注意事项

1. **处理污物时严禁用手直接抓取**，特别是不能将手伸到垃圾袋中向下压挤废物，以免被刺伤。

2. 运送阳性标本途中携带消毒剂，以防意外。

# 第三节 艾滋病

## 浪里淘沙—核心考点

### 一、概述

艾滋病病原体为**人免疫缺陷病毒（HIV）**，主要通过**性接触、血液传播和母婴传播**。日常生活接触，如**握手、拥抱、共同进餐、共用浴具等不会感染**。HIV离开人体后抵抗力弱，几乎所有消毒剂在短时间内均可将其杀灭。

**小试身手** 4.以下哪项**不是**艾滋病传播的途径

A.性接触　　　　　　B.输血　　　　　　　C.共用静脉注射器

D.共用浴具　　　　　E.哺乳

**小试身手** 5.采用血液、体液隔离的疾病是

A.艾滋病　　　　　　B.甲型肝炎　　　　　C.肠炭疽

D.麻疹　　　　　　　E.腮腺炎

**小试身手** 6.**不属于**艾滋病传播途径的是

A.同性性接触　　　　B.异性性接触　　　　C.同桌进餐

D.输血　　　　　　　E.分娩

### 二、消毒方法

1.**感染者和病人血液、分泌物应消毒后再清洁。**用含氯消毒剂（含有效氯1000mg/L）或0.5%过氧乙酸溶液作用15~30分钟。**被血液污染的物品煮沸15分钟，或浸泡在含氯消毒剂溶液（含有效氯1000mg/L），或0.5%过氧乙酸溶液中作用15~30分钟。**废弃的血液污染物品焚烧。

2.对墙壁、地面、家用物品、家具、玩具、衣服、被褥、餐具等用含氯消毒剂消毒。

3.手与皮肤使用手消毒剂消毒。

4.**发现抗HIV抗体阳性血液及血制品尽快彻底焚烧，**对储存此类物品的冰箱、冷库解冻后的冰水用含氯消毒剂溶液（含有效氯1000mg/L）按1∶1的比例混匀擦拭或浸泡，作用30分钟后排放。冰箱、冷库内外壁，用酒精、苯扎溴铵等擦拭消毒。

5.用过的针头、注射器、输液管、棉签、橡胶手套、橡胶管与其他污物装入桶中，浸入1000mg/L含氯消毒剂溶液中消毒，作用30分钟以上。必要时焚烧。

### 三、注意事项

1.**处理污物时，严禁用手直接抓取，**尤其是不能将手伸到垃圾袋中向下挤压废物，以免刺伤。

2.在运送阳性标本途中携带消毒剂，以防意外。

# 第四节 淋病和梅毒

## 浪里淘沙—核心考点

### 一、概述

**淋病病原体为淋病奈瑟菌**。该菌在外界抵抗力弱、55℃湿热下仅可生存数分钟，对常用消毒剂极敏感，<u>低效消毒剂可将其杀灭</u>。**传染源为患者及带菌者**。

梅毒是由梅毒螺旋体引起的一种慢性传染病。**梅毒病原体为苍白螺旋体**，对外界抵抗力弱。<u>离体后1~2小时内死亡</u>。对干燥和热敏感，60℃经3~5分钟即死亡，100℃时即刻死亡，但对冷抵抗力较强。对消毒剂抵抗力弱，低效消毒剂可将其杀灭。<u>病人是唯一传染源，病程初期、二期传染性较强</u>。

**小试身手** 7.梅毒的病原体为

A.钩端螺旋体 　　　　B.奋森螺旋体 　　　　C.雅司螺旋体

D.苍白螺旋体 　　　　E.品他螺旋体

**小试身手** 8.梅毒病原体易灭活的环境是

A.干燥环境 　　　　B.37℃环境 　　　　C.缺氧环境

D.寒冷环境 　　　　E.潮湿环境

**淋病和梅毒主要通过性行为传播**，皮肤、黏膜破损时，直接接触病灶或传染性分泌物也可感染。

### 二、消毒方法

1.家具表面、病人内衣裤、床单、浴巾、被褥、毛巾等煮沸、含氯消毒剂浸泡（250~500mg/L）消毒。

2.<u>病人用过的便器用0.2%过氧乙酸或500mg/L有效氯含氯消毒剂擦拭</u>。

**小试身手** 9.对于淋病患者的健康指导，以下**错误**的是

A.将内衣裤、手巾等进行煮沸消毒

B.病人用过的便器用含氯消毒液擦拭

C.性生活时可向生殖器官喷涂消毒剂

D.指导病人的性伴侣同时接受治疗

E.治疗期间避免性生活

# 第五节 流行性出血热

## 浪里淘沙—核心考点

### 一、概述

流行性出血热是一种由汉坦病毒引起的，以鼠类为主要传染源的自然疫源性疾

病，<u>主要病原体为汉坦病毒</u>。人群普遍易感，动物感染后一般不发病。

<u>出血热具有多宿主性</u>，在我国主要传染源有黑线姬鼠和褐家鼠。

<u>出血热经鼠咬或革螨、恙螨、蚤、蚊叮咬传播</u>，也可垂直传播，还可经感染动物的排泄物（尿、粪）、分泌物（唾液）和血污染空气、尘埃、食物和水后再经呼吸道、消化道、伤口接触感染人。汉坦病毒对乙醚、氯仿敏感，不耐热、不耐酸。100℃1分钟可灭活，对紫外线、乙醇、碘酒等消毒剂敏感。

**小试身手** 10. 关于流行性出血热的叙述，**错误**的是

A. 人普遍易感　　　　　　　　B. 动物感染后一般不发病

C. 病人易成为主要传染源　　　D. 是一种自然疫源性疾病

E. 具有多宿主性

## 二、消毒方法

1. 对发热期病人排泄物、分泌物、血、衣物、被褥、餐具、便器、生活用具、室内空气和污染食物等用含氯消毒剂及过氧乙酸消毒。

2. 疫点室内、庭院，鼠栖息场所地面和杂物堆，用1000mg/L有效氯含氯消毒剂或0.5%过氧乙酸按100~200ml/m² 喷洒消毒。

3. 被发热期病人或疫鼠排泄物、分泌物、血及其污染物污染的伤口，或被鼠咬伤的伤口用0.5%碘伏消毒。

4. 疫区应开展杀虫、灭鼠。鼠尸和染疫的动物就近焚烧，或就地掩埋。

# 第六节　炭　疽

**浪里淘沙—核心考点**

## 一、概述

<u>炭疽传染源是病畜（羊、牛、马、骡、猪等）和感染的病人</u>，人与带炭疽杆菌的物品接触后，经皮肤上的破损或伤口感染形成皮肤炭疽；经消化道感染形成肠炭疽，经呼吸道感染形成肺炭疽。

炭疽杆菌繁殖体在日光下晒12小时死亡，加热到75℃时1分钟死亡。其芽孢抵抗力强，能耐受煮沸10分钟，在水中生存几年，在泥土中存活10年以上。

**小试身手** 11. 炭疽杆菌繁殖体在日光下存活

A. 2小时　　　　　　　　B. 4小时　　　　　　　　C. 8小时

D. 10小时　　　　　　　E. 12小时

**小试身手** 12. 炭疽杆菌在泥土中能生存的时间为

A. 2周　　　　　　　　　B. 2个月　　　　　　　　C. 2年

D. 5年　　　　　　　　　E. 10年以上

## 二、消毒方法

1. 对家具用品、居室地面、墙壁、门窗、衣物、被褥、床单、纸张、书籍、餐具、食物、家具和玩具、手和皮肤、排泄物、盛排泄物的容器、运输工具和病人遗体等用煮沸、压力蒸汽灭菌、含氯消毒剂或过氧乙酸浸泡、喷洒等方法消毒。

2. 肺炭疽病病人室内空气用过氧乙酸熏蒸消毒，药量为 $3g/m^3$（即20%过氧乙酸15ml，15%过氧乙酸20ml），熏蒸1~2小时。

3. **对病畜圈舍与病畜或死畜停留处地面、墙面，用0.5%过氧乙酸或20%含氯石灰澄清液喷洒**，药量为 $150\sim300ml/m^2$，连续喷洒3次，每次间隔1小时。若畜圈地面为泥土时，将地面10cm的表层泥土挖起，按1份含氯石灰加5份泥土混合后深埋2m以下。

4. 对病畜污染的饲料、杂草和垃圾焚烧。

5. 对病畜的粪尿按1份含氯石灰加5份粪尿，或最终作用浓度为40000mg/L有效氯的其他含氯消毒剂搅匀后消毒2小时，深埋2m以下。不得用作肥料。

6. **对已确诊为炭疽的家畜整体焚烧，严禁解剖。**

7. **对炭疽病人用过的治疗废弃物和有机垃圾焚烧。**

8. 污染的皮毛、皮张焚毁或用环氧乙烷熏蒸。

9. **炭疽杆菌可形成芽孢，不得使用中低效消毒剂消毒。**

10. 疫源地内开展灭蝇、灭鼠工作。

# 第七节　结核病

## 浪里淘沙—核心考点

### 一、概述

**结核病病原体为结核分枝杆菌**，有人型、牛型和非典型等。人型和牛型对外界环境适应性强。在阴暗处可存活数月至数年，在干燥痰核、飞沫中保持传染性8~10天。**结核杆菌不耐热，60℃作用15分钟，或70℃作用3分钟可将其杀灭。**

**结核病的主要传染源为排菌的结核病人**。通过呼吸道、消化道传播，其中呼吸道传播最常见。

**小试身手** 13. 除呼吸道传播外，结核病常见的传播途径还有

A. 泌尿道传播　　　　　　B. 消化道传播　　　　　C. 皮肤接触传播

D. 性传播　　　　　　　　E. 血液传播

**小试身手** 14. 可杀灭结核分枝杆菌的条件是

A. 放在阴湿处　　　　　　　　　B. 70℃水中浸泡3分钟

C. 60℃水浸泡10分钟　　　　　　D. 放在有风处2小时

E. 放在阴凉干燥处2小时

## 二、消毒方法

1. 对室内地面、墙壁、家具表面、衣物、被褥、病人排泄物、呕吐物及其容器、餐具、食物、纸张、书籍；运输工具、厕所与垃圾等的消毒，用煮沸、压力蒸汽灭菌、含氯消毒剂或过氧乙酸浸泡法消毒。

2. **痰及口鼻分泌物用纸盒、纸袋盛装后焚烧**，或加入等量1%过氧乙酸作用30~60分钟。

3. 生活污水按加氯等污水处理方法进行。

4. 结核杆菌对消毒剂抵抗力较强，**只能使用中高效消毒剂，不得使用低效消毒剂。**

**小试身手** 15. 肺结核病人痰液的最佳处理方法是

A. 消毒灵浸泡　　　　　　　B. 紫外线消毒

C. 痰吐在纸上用火焚烧　　　D. 甲酚消毒

E. 酒精消毒

### 参考答案

1.B　2.D　3.D　4.D　5.A　6.C　7.D　8.A　9.C　10.C　11.E　12.E　13.B　14.B　15.C

# 第二篇　护理健康教育学

# 第一章　健康教育与健康促进

统领全局—考试大纲

1. 熟练掌握健康教育的概念。
2. 了解健康教育的研究领域。
3. 熟练掌握健康促进的定义。
4. 了解健康促进的领域和基本策略。

## 第一节　健康教育的基本概念

浪里淘沙—核心考点

**健康教育与健康促进的核心是帮助人们建立健康行为和生活方式**，制定一系列有利于健康行为和生活方式建立的策略，从而降低危险因素，预防各种因不良行为和生活方式导致的健康问题或疾病。

### 一、健康教育的定义

**健康教育**是通过**信息传播和行为干预**，帮助个人和群体掌握<u>卫生保健知识、树立健康观念、充分利用医疗卫生资源、自觉采纳健康行为和生活方式</u>的教育活动与过程。健康教育的目的是消除或减轻影响健康的危险因素，预防疾病，促进健康。

健康教育是有计划、有组织、有评价的系统干预活动，它以**调查研究为前提，以传播健康信息为主要措施，以改善人群的健康相关行为为目标**，达到预防疾病、促进健康、提高生活质量的目标。

### 二、健康教育与卫生宣教

1. **健康教育不是简单的、单一方向的信息传播，而是有计划、有组织、有评价的系统干预活动。**

2. **健康教育的目标是改善人群的健康相关行为，防治疾病**，增进健康，而不是作为一种辅助方法为卫生工作某一时间的中心任务服务。

3. 健康教育在融合医学科学、行为科学、传播学、管理科学等学科理论知识的基础上，已初步形成了自己的理论和方法体系。

小试身手　1. 健康教育与卫生宣教的根本区别在于健康教育更注重

A. 知识灌输与信息传播　　　　B. 知识和行为双方面的改变

C. 对教育效果的及时评价　　　D. 生活和工作环境的改善

E. 有计划的、系统的教育

# 第二节 健康促进的基市概念

**浪里淘沙—核心考点**

## 一、健康促进的定义

WHO将健康促进定义为："是促使人们维护和提高他们自身健康的过程，是协调人类与环境的战略，它规定个人与社会对健康各自所负的责任。"

> 锦囊妙记：考生应能区分卫生宣教、健康教育和健康促进的关系，卫生宣教是传递健康知识，健康教育不仅传递知识，还要改变人群的健康行为，健康促进不仅要改变人的健康行为，还要改变人周围的环境。因此三者的关系是卫生宣教<健康教育<健康促进。

**小试身手** 2. 健康教育与健康促进的关系是

A. 并行关系 　　　　　B. 先后关系 　　　　　C. 包容与被包容关系

D. 等同关系 　　　　　E. 因果关系

## 二、健康促进的基本策略

《渥太华宣言》明确了健康促进的三个基本策略，即倡导、增强能力与协调。其核心策略是社会动员。

**小试身手** 3. 健康促进的指导依据和精神力量是

A.《健康新地平线》 　　　B.《雅加达宣言》 　　　C.《健康新视野》

D.《渥太华宣言》 　　　E.《阿拉木图宣言》

1. **倡导是指提出有益的观点或主张，并尽力争取其他人给予支持的一种社会活动**。政治、社会、文化、环境、行为和生物因素等都有可能对健康产生有益或有害的影响。健康促进通过倡导，游说制订健康的公共政策，动员社会共同关注健康、参与促进健康的活动，主动控制和改变影响健康的因素，使之朝着促进健康的方向发展。

2. **增强能力是指增强人们控制健康影响因素的能力**。人们通过增强控制健康影响因素的能力并能够平等地得到健康的机会和资源，才能在保持和促进健康方面提升责任感、效能感、获得感和自主意识，才能采取有益于健康的决定和行动。

3. **协调健康促进仅仅靠卫生部门是无法达到的，需要协调各利益相关方，建立伙伴关系，共同努力**。政府机构、卫生部门和其他社会经济部门、非政府组织等都是利益相关方，个人、家庭和社会成员都应参与进来，组成强大的联盟与社会支持体系，共同努力实现健康目标。

**小试身手** 4.以下哪项是《渥太华宣言》健康促进的基本策略

A.健康宣传　　　　　　　　B.倡导、赋权与协调

C.社会动员　　　　　　　　D.健康的公共政策

E.发展个人技能

**小试身手** 5.属于健康促进基本策略的是

A.领导　　　　　　　B.促成　　　　　　　C.动员

D.协调　　　　　　　E.授权

## 参考答案

1.B　2.C　3.D　4.B　5.D

# 第二章　人类行为与健康相关行为

**统领全局—考试大纲**

1. 熟练掌握行为的定义及要素和人类行为的分类。
2. 了解人类行为的特性和适应形式。
3. 熟练掌握人类行为的发展过程。
4. 了解影响行为的遗传因素。
5. 熟练掌握影响行为的环境因素和学习因素。
6. 熟练掌握促进健康的行为和危害健康的行为。
7. 熟练掌握知信行模式和健康信念模式。

## 第一节　人类行为的基本概念

**浪里淘沙—核心考点**

### 一、行为的定义及要素

#### (一)定义

行为是在内外环境刺激下有机体为适应环境所产生的反应，也是有机体为维持个体生存和种族延续，在适应不断变化的环境中所做出的反应。

**小试身手** 1.美国心理学家Woodworth提出的行为表示式中的三个成分分别是

A.环境、有机体和结果　　　　　　B.环境、有机体和行为反应

C.环境、有机体和结果　　　　　　D.刺激、环境和行为反应

E.刺激、有机体和行为反应

#### (二)构成要素

人的行为由行为主体、行为客体、行为环境、行为手段和行为结果五个要素组成。

1. 行为主体　指的是人。
2. 行为客体　行为所指向的目标。
3. 行为环境　行为主体与行为客体发生联系的客观环境。
4. 行为手段　行为主体作用于行为客体时的方式、方法及所使用的工具。
5. 行为结果　行为对行为客体产生的影响。

## 二、人类行为的分类

人类行为分为**本能行为**和**社会行为**两大类。

**本能行为由人的生物性决定，是人类最基本的行为**，如摄食行为、性行为、躲避行为、睡眠等。**社会行为由人的社会性决定，其造就机构来自社会环境。**人通过不断学习、模仿、受教育、与人交往，逐步懂得如何使自己的行为获得社会认可、符合道德规范、具有社会价值，从而与周围环境相适应。因此，**人类的社会行为是通过社会化过程建立的。**

> 锦囊妙记：本能行为是人与生俱来的行为，如进食、躲避、睡眠、性行为等，而社会行为是后天学习获得的行为。

**小试身手** 2.下列哪项**不属于**人的本能行为

A.摄食      B.性行为      C.躲避

D.学习      E.睡眠

**小试身手** 3.属于人类社会行为的是

A.摄食      B.学习      C.躲避

D.睡眠      E.性行为

## 三、人类行为的特性

1. **目的性** **目的性是人类行为区别于动物行为的重要标志**。人的大多数行为都具有明显的目的性，因此人类不仅能适应环境，而且能按照自己的意愿去改造环境。健康教育的目的是帮助人们建立促进健康的行为，因此人类行为的目的性是开展健康教育的前提。

2. **可塑性** 通过不断学习及受环境影响，人类行为是在不断发展变化的，这就是人类行为的可塑性。一般而言，年纪越小，其行为可塑性越大。健康教育者应充分抓紧人们社会化关键期的教育，帮助人们改变不良行为，建立健康文明的行为。

3. **差异性** 人类行为因遗传因素、环境、学习经历的不同而千差万别，丰富多彩，表现出较大差异性。因此，健康教育的措施必须因人而异、因势利导。

**小试身手** 4.人类行为区别于动物行为的重要标志是人类行为具有

A.目的性      B.可塑性      C.差异性

D.灵活性      E.和谐性

**小试身手** 5.健康教育要求因人而异、因势利导，以适应行为特点的

A.可塑性      B.差异性      C.目的性

D.自发性      E.偶然性

## 四、人类行为的适应形式

人类行为有六种适应形式，即反射、自我控制、调适、顺应、应对和应激。

1. **反射**　人体通过"反射弧"对外界刺激做出反应称为反射。最基本的反射与本能行为相关，如一个人看到高空坠落的物体，会立即躲开。**反射为人类的适应行为奠定了基础**。

2. **自我控制**　当某种行为导致正负两方面结果时，**个体常对自己的部分行为进行控制，以达到社会适应**。

3. **调试**　指个体与他人之间、群体与群体之间相互配合、相互适应的方式和过程。调试一般发生在协调矛盾、解决冲突的过程中。

4. **顺应**　指个体与群体不断接受新经验、改变自己的行为方式，以适应客观环境变化。

5. **应对**　指个体决定是否采取某种行为，以适应目前或长远需要。

6. **应激**　是个体对紧张刺激产生的一种非特异性适应性反应。

小试身手　6.某糖尿病患者参加朋友聚餐时，注意避免进食过多高糖食物，该行为属于哪种适应方式

A.条件反射　　　　　　B.自我控制　　　　　　C.调试

D.顺应　　　　　　　　E.应激

小试身手　7.人类行为的适应形式**不包括**

A.投射　　　　　　　　B.自我控制　　　　　　C.调试

D.反射　　　　　　　　E.应对和应激

## 五、人类行为的发展过程

人类行为的形成与发展分为四个阶段。

1. **被动发展阶段**　0~3岁内，此阶段的行为发展主要依靠遗传和本能的力量，如婴儿的吸吮、抓握、啼哭等行为。

小试身手　8.0~3岁婴儿的行为发展处于

A.自由发展阶段　　　　B.自主发展阶段　　　　C.被动发展阶段

D.主动发展阶段　　　　E.巩固发展阶段

2. **主动发展阶段**　3~12岁内，此阶段的行为有明显的主动性，表现为爱探究、好攻击、易激惹、喜欢自我表现等。

小试身手　9.某童，6岁，爱探究、好攻击、喜欢表现自我，上述表现属于人生发展过程中的

A.被动发展阶段　　　　B.主动发展阶段　　　　C.自主发展阶段

D.巩固发展阶段　　　　E.综合发展阶段

3. **自主发展阶段**　自12~13岁起延续至成年。此阶段人们开始通过对自己、他人、环境、社会的综合认识，调整自己行为。

4. **巩固发展阶段**　成年后，持续终生。此阶段的行为已基本定型，但由于环境、社会变化，人们需不断调整、完善和充实自己的行为。

# 第二节　影响行为的因素

浪里淘沙—核心考点

　　<u>人类行为受遗传、环境及学习因素的影响</u>。遗传因素与人类行为形成和发展有密切联系。自然环境和社会环境是人类行为发展的外在环境。学习是行为发展的促进条件。

# 第三节　健康相关行为

浪里淘沙—核心考点

　　<u>健康相关行为是指人类个体和群体与健康和疾病有关的行为</u>。健康相关行为分为促进健康行为和危害健康行为。

## 一、促进健康行为

　　<u>促进健康行为（简称健康行为）是指个体或群体表现出来的，在客观上有利于自身和他人健康的行为。</u>

## （一）特点

　　1.<u>有利性</u>　行为有利于自身、他人和社会的健康。

　　2.<u>和谐性</u>　行为与环境和谐相处。

　　3.<u>规律性</u>　行为规律有恒，非偶然行为，如定时定量进餐。

　　4.<u>一致性</u>　个体外显行为与内在情绪一致。

　　5.<u>适宜性</u>　行为强度受理性控制。

　　小试身手　10.定时定量进餐反映的是促进健康行为的哪个特点

　　A.一致性　　　　　　　　B.适宜性　　　　　　　　C.有利性

　　D.和谐性　　　　　　　　E.规律性

## （二）类型

　　<u>促进健康行为分为五种</u>。

　　1.<u>日常健康行为</u>　指日常生活中有益于健康的行为，如<u>充足睡眠、合理营养、适量运动</u>等。

　　2.<u>避开有害环境的行为</u>　指避免暴露在环境中有害健康的危险因素行为，如<u>离开污染环境、积极应对压力事件</u>等。

　　3.<u>戒除不良嗜好行为</u>　指自觉抵制、戒除不良嗜好的行为，如<u>戒烟、不酗酒、不滥用药物</u>等。

　　4.<u>预警行为</u>　指对可能发生危害健康事件的行为采取预防措施及事故发生后正

确处置行为，如骑摩托车戴头盔、事故发生后的自救和他救行为等。

**5. 保健行为**　指合理利用卫生资源，维护自身健康的行为，如预防接种、定期体检、患病后及时就医、遵医行为等。

**小试身手**（11~13题共用备选答案）

A. 日常健康行为　　　　B. 避开有害环境行为　　　C. 戒除不良嗜好行为

D. 预警行为　　　　　　E. 保健行为

11. 事故发生后的自救和他救行为属于

12. 患病后及时就医属于

13. 适量运动属于

## 二、危害健康行为

危害健康行为（简称危险行为）是指不利于自身和他人健康的行为。

### （一）特点

**1. 危害性**　行为对自身、他人、社会健康有现存或潜在危害，如吸烟行为。

**2. 明显和稳定性**　行为有一定的作用强度和持续时间，非偶然发生。

**3. 习得性**　行为多为个体在生活中学到、养成的。

**小试身手** 14. 患者，男，44岁，商人。诊断为"原发性肝癌"，有20年的饮酒史。患者该行为的特点是

A. 有利性　　　　　　　B. 适宜性　　　　　　　C. 危害性

D. 违法性　　　　　　　E. 偶然性

**小试身手** 15. 危害健康行为的主要特点是危害性、明显和稳定性以及

A. 习得性　　　　　　　B. 多样性　　　　　　　C. 危险性

D. 单一性　　　　　　　E. 连续性

### （二）类型

**1. 日常危害健康行为**　指日常生活、职业活动中危害健康的行为，如吸烟、酗酒、缺少体育锻炼等。

**2. 致病行为模式**　指可导致特异性疾病发生的行为模式，如A型行为模式与冠心病发生相关；C型行为模式与肿瘤发生有关等。

> 锦囊妙记：A型行为模式，即有强烈的进取心和竞争欲，有时间紧迫感，人际关系紧张，有敌意倾向，易患冠心病。C型行为模式，即情绪过分压抑、自我克制、爱生闷气、表面善忍而怒火中烧，易患肿瘤。

**3. 不良疾病行为**　指个体从感知到自身患病到疾病康复过程中所表现出来的不利于疾病治疗和恢复的行为，如隐瞒病情、讳疾忌医、不遵医嘱等。

4. **违规行为** 指违反法律法规、道德规范并危害健康的行为，如药物滥用、性乱等。

**小试身手** 16.患者，男，20岁，长期吸烟、酗酒，且有吸毒行为和性乱交行为。其危害健康行为的类型属于

A.日常危害健康行为与不良疾病行为

B.致病性行为模式与不良疾病行为

C.日常危害健康行为与违规行为

D.致病性行为模式与违规行为

E.不良疾病行为与违规行为

# 第四节　健康相关行为改变理论

**浪里淘沙—核心考点**

## 一、知信行模式

知信行模式将人类行为改变分为获取知识、产生信念及形成行为三个连续过程，可用下式表示：知识—信念—行为。

"知"为知识、学习，"信"为信念、态度，"行"为行为、行动。根据知信行模式：知识是基础，信念是动力，行为产生和改变是目标。人们通过学习，获得相关的健康知识和技能，逐步形成健康信念和态度，从而建立健康行为。

锦囊妙记：考生以戒烟为例来理解知信行模式。了解吸烟对健康的危害，这是知识，是前提；为了维护自身健康，下定决心、克服困难，这是信念，是动力；戒烟成功，坚持戒烟，这是最终的行为和目标。

**小试身手** 17.知信行模式中，"信"的含义是

A.学习　　　　　　B.信任　　　　　　C.态度

D.行为　　　　　　E.信心

**小试身手** 18.根据"知信行模式"，信念是行为产生和改变的

A.基础　　　　　　B.目标　　　　　　C.动力

D.后果　　　　　　E.原因

## 二、健康信念模式

健康信念模式（HBM）是运用社会心理方法解释健康相关行为的理论模式。根据健康信念模式：人们要采取某种促进健康行为或戒除某种危害健康行为，须具备三方面认识：

1.认识某种疾病或危险因素的严重性和易感性

（1）**对疾病严重性认识**：指个体对患某种疾病严重性的认识，包括人们对疾病引起临床后果的判断，如死亡、伤残等；对疾病引起社会后果的判断，如失业、家庭破裂等。

（2）**对疾病易感性认识**：指个体对患某种疾病可能性的认识，包括自身对疾病发生、复发可能性的判断等。

**2.认识到采纳或戒除某种行为的困难和益处**

（1）**对行为有效性的认识**：指人们对采取或放弃某种行为后，能否有效降低患病危险性或减轻疾病后果的判断，包括减缓病痛、减少疾病产生的社会影响等。只有当人们认识到自己行为有效时，人们才会自觉采纳或戒除某种行为。

（2）**对采纳或戒除某种行为所遇障碍的认识**：指人们对采纳或戒除某种行为所遇困难的认识，如费用高低、痛苦程度、方便与否等。当人们对这些困难有足够认识和充分准备，才能有效采纳或戒除某种行为。

**3.对自身采纳或戒除某种行为能力的自信** 也称效能期待或自我效能。即一个人对自己行为能力有正确的评价和判断，相信自己一定能通过努力克服障碍，完成行动，达到预期目标。

**小试身手** 19.健康信念模式认为，对自身采取或放弃某种行为能力的自信称为

A. 克服障碍　　　　　B. 自我效能　　　　　C.促进行为

D. 预期结果　　　　　E. 自觉行动

**参考答案**

1.E　2.D　3.B　4.A　5.B　6.B　7.A　8.C　9.B　10.E　11.D　12.E　13.A
14.C　15.A　16.C　17.C　18.C　19.B

# 第三章　健康传播方法和技巧

## 统领全局—考试大纲

1. 熟练掌握传播的定义。

2. 掌握传播的要素和分类。

3. 了解健康传播的定义及特点。

4. 掌握人际传播的特点。

5. 熟练掌握常用的人际传播形式和人际传播的技巧。

6. 了解群体传播的特点。

7. 熟练掌握小组讨论的步骤与技巧。

8. 熟练掌握影响健康传播效果的因素（传播者、信息、传播途径、受者和环境）。

## 第一节　健康传播的基本概念

## 浪里淘沙—核心考点

### 一、传播的定义

**传播是一种社会性传递信息的行为**，是个体之间、集体之间及个体与集体之间交换信息的过程。

### 二、传播的要素

1. **传播者**　是指传播过程中**信息的发出者**，是传播行为的引发者。传播者可以是个体、群体或组织。

2. **信息与讯息**　信息泛指人类社会传播的一切内容；讯息是由一组相关联的信息符号所构成的具体信息。讯息是一种信息，通过讯息传受达到双方互动的目的。

3. **传播媒介**　是讯息载体，也是联系传播过程中各要素的纽带。

4. **受传者**　信息的接受者和反应者。受传者可是个人、群体或组织。

5. **传播效果**　是指受传者接受信息后，在知识、情感、态度、行为等方面发生的变化。

锦囊妙记：我们以护理部主任对全院护士开展优质护理讲座为例来理解传播要素，护理部主任为传播者，全院护士为受传者；讲授的优质护理内容为讯息，通过PPT的形式讲授为传播途径；护士听完讲座后优质护理方面的知识增加，认为有必要开展优质护理，在护理工作中主动为病人提供优质护理，即为传播效果。

**小试身手**（1~3题共用备选答案）

A. 传播者　　　　　　　B. 受传者　　　　　　C. 信息

D. 讯息　　　　　　　　E. 传播效果

1. 受传者在知识、情感、态度、行为等方面的变化是

2. 传播行为的引发者称为

3. 人类社会传播的一切内容是

## 三、传播的分类

按照传播规模，人类传播活动分为五种：

1. **人际传播**　是指人与人之间面对面交流信息，是个体之间相互沟通。**人际传播是建立人际关系的基础，是共享信息的最基本传播形式。**

**小试身手** 4. 共享信息的最基本传播形式是

A. 人际传播　　　　　　B. 群体传播　　　　　C. 大众传播

D. 组织传播　　　　　　E. 自我传播

2. **群体传播**　是指组织以外的小群体的传播活动。

**小试身手** 5. 关于组织以外小群体的传播活动，下列叙述正确的是

A. 称为亲身传播

B. 是共享信息的最基本传播形式

C. 称为群体传播

D. 是大众传播的一种形式

E. 是建立人际关系的基础

3. **大众传播**　是职业性传播机构通过广播、电视、书籍、报刊、电影等大众传播媒介向社会人群传递信息的过程。

4. **组织传播**　指组织之间、组织内部成员之间的信息交流活动，是有组织、有领导地进行信息传播。**现代社会中，组织传播已成为一个独立的研究领域，即公共关系学。**

5. **自我传播**　是指个体接受外界信息后在头脑中对信息加工处理的过程。

## 四、健康传播的定义及特点

健康传播是通过各种传播媒介和方法，为维护和促进人类健康而收集、制作、

传递、分享健康信息的过程。健康传播具有四个特点：

1. <u>传递的是健康信息</u>　健康信息泛指一切有关人的健康知识、技术、技能和行为模式，是一种宝贵的卫生资源。

2. **具有明确的目的性**　以健康为中心，健康传播争取改变个体和群体的知识、态度、行为，使之向健康方向转化。

3. **传播过程具有复合性**　健康传播表现为多级传播、多种途径传播及多次反馈。

4. <u>对传播者有特殊素质要求</u>　健康传播者属于专门技术人才，有特定的素质要求。

| 小试身手 | 6.健康传播具有明确的目的性，表现在

A.以疾病为中心　　　　　B.以患者为中心　　　　　C.以社区为中心
D.以生活方式为中心　　　E.以健康为中心

# 第二节　人际传播

| 浪里淘沙—核心考点 |

## 一、人际传播的特点

人际传播是信息在个体与个体之间传播，其主要形式是面对面传播。它是建立人际关系的基础，是共享信息的最基本传播形式。主要特点有：①全身心传播；②以个体化信息为主；③反馈迅速。

## 二、常用的人际传播形式

1. <u>咨询</u>　针对咨询者的健康问题，答疑解惑，帮助其澄清观念，做出决策。

| 小试身手 | 7.针对社区居民的健康问题，答疑解难，帮助其澄清观念，做出决策的人际传播形式是

A.咨询　　　　　　　　　B.交谈　　　　　　　　　C.劝服
D.指导　　　　　　　　　E.教育

2. <u>交谈</u>　通过与教育对象面对面交流，传递健康信息、健康知识，改变其态度。

3. <u>劝服</u>　针对教育对象存在的健康问题，说服其改变错误的健康态度、信念和行为。劝服是最有助于有效交流的技巧。

4. <u>指导</u>　通过向健康教育对象传授相关知识和技术，使其掌握自我保健技能。

## 三、人际传播的技巧

### （一）谈话技巧

内容明确、重点突出、语速适当、注重反馈。

## （二）提问技巧

1. **封闭式提问** 问题较具体，用简短、确切语言即可做出回答，如"是"或"不是"、"同意"或"反对"等。适用于收集简明的事实性资料。

2. **开放式提问** 问题较笼统，可引导对方说出自己的感觉、认识、态度和想法。适用于了解对方真实情况。

3. **探索式提问** 又称探究式提问。所提问题为探索究竟、追究原因的问题，如"为什么"，以了解对方某一认识或行为产生的原因。适用于对某一问题的深入了解。

**小试身手** 8.当健康教育者想进一步深入了解教育对象拒绝戒烟的原因时，常采用的提问方式是

A. 封闭式提问　　　　　B. 开放式提问　　　　　C. 探索式提问

D. 偏向式提问　　　　　E. 复合式提问

4. **偏向式提问** 又称诱导式提问。偏向式提问的问题中隐含了提问者的观点，以暗示对方做出提问者想要的答案，如"你今天感觉好多了吧？"适用于提示对方注意某事的场合。

5. **复合式提问** 为两种或两种以上类型的问题结合在一起，如"你今天做了哪些检查？检查结果怎样？"此类问题易使回答者感到困惑，不知如何作答，应避免使用。

> 锦囊妙记：封闭式提问答案二选一，如"您喜不喜欢护士这个工作？"；开放式提问答案不固定，适合表达内心的想法，如"请您谈一下您对护理专业的看法"；探索式提问是要探索某一行为背后的原因，如"你不想当护士的原因是什么？"；偏向式提问是指提问者已表达了自己的倾向，如"您很喜欢护士这个工作对吧？"。

**小试身手** （9～11题共用备选答案）

A. 封闭式提问　　　　　B. 开放式提问　　　　　C. 探索式提问

D. 偏向式提问　　　　　E. 复合式提问

9. "经过几天的治疗，您感觉好多了吧？"属于

10. "能和我谈一下您的想法吗？"属于

11. "您对青霉素过敏吗？"属于

## （三）倾听技巧

集中精力，及时反馈。

## （四）反馈技巧

1. **肯定性反馈** 对对方的正确言行表示赞同和支持，适时插入"是的""太棒了"等肯定性言语或点头、微笑等非语言形式表达肯定，鼓舞对方。

2. **否定性反馈** 当发现对方言行不正确或存在问题时，**首先肯定对方值得肯定的一面**，然后以建议的方式指出问题所在，使对方保持心理上的平衡，易于接受批评和建议。

3. **模糊性反馈** 当需要暂时回避对方敏感问题或难以回答的问题时，**先做出无明确态度和立场的反应**，如"是吗""哦"等。

**小试身手** 12. 在交谈中，当对方说出某些敏感问题或难以回答的问题时，比较恰当的做法是

A. 当作没听到，继续自己的话题

B. 保持沉默

C. 提醒对方不要提此类问题

D. 做出无明确态度和立场的反应

E. 顾左右而言他，回避问题

## （五）非语言传播技巧

1. **动态体语** 通过无言的动作传情达意。如**注视对方眼神表达专心倾听**；通过**点头表示对对方的理解和同情**；以**手势强调某事的重要性**等。

2. **仪表** 通过适当仪表服饰、体态、姿势，表示举止稳重，有助于取得对方信任。

3. **同类语言** 适度地变化语音、语调、节奏及鼻音、喉音等，以引起对方注意。

4. **时空语** 即利用时间、环境、设施和交往气氛所产生的语义来传递信息。

# 第三节　群体传播

**浪里淘沙—核心考点**

## 一、群体传播的特点

1. **信息传播在小群体成员之间进行，呈双向性**。

2. 群体传播可促进群体意识的形成。**群体意识越强，群体凝聚力就越强，越有利于实现群体目标**。

3. **群体交流中形成的一致性意见会产生一种群体倾向**，这种群体压力能改变群体中的个别不同意见，从而产生从众行为。

4. **群体中的"舆论领袖"对个体的认知和行为改变具有引导作用**，是开展健康传播的切入点。

## 二、小组讨论的步骤与技巧

小组讨论是在一位主持人的带领下，一小组人围绕某个主题进行讨论。

## （一）小组讨论的步骤

1. **明确讨论主题** 讨论前首先拟定讨论提纲。讨论提纲包括讨论目的、讨论议

题、内容及预期目标。

2. 组成小组　根据讨论主题，选择相关人员组成小组，**小组讨论人数一般以6~10人为宜。**

小试身手 13. 群体交流时，小组讨论的适宜人数一般为

A. 2~5人　　　　　　　B. 6~10人　　　　　　　C. 10~15人

D. 15~20人　　　　　　E. 20人以上

3. 选择时间和地点　根据小组人员特点和讨论时间长短选择讨论时间和地点。讨论时间一般控制在1小时左右；讨论地点选择小组成员感觉舒适、方便的地方。

4. 排列座位　座位围成圆圈式或马蹄形，有利于参与者面对面交谈。

## （二）主持小组讨论的技巧

1. 热情接待　主持人提前到达会场，迎接每一位前来参加小组讨论的人。

2. 说好"开场白"　主持人自我介绍、介绍讨论目的和主题。**开场白通俗易懂、简单明了，使每一位与会者明确讨论的重要性及自身的作用。**

3. 建立融洽关系　开场白后请每一位与会者自我介绍，加强与会者之间相互了解，建立融洽关系。

4. **鼓励发言**　以各种方式鼓励发言，对发言踊跃者给予肯定性反馈。

5. **打破僵局**　当讨论出现沉默不语时，主持人通过播放短小录像片、提出开放式问题，或以个别提问、点名等方式打破僵局。

6. **控制局面**　当讨论偏离主题、激烈争论或因某个人"一言堂"时，主持人应及时提醒、婉转引导、礼貌插话等方式控制局面。

7. 结束讨论　讨论结束时，主持人对讨论问题进行总结，并向与会者表达感谢。

小试身手 14. 社区护士小王在某养老院组织老人进行以"冬季老年人保健"为主题的小组讨论，在主持过程中，以下**不恰当的**行为是

A. 提前到达会场，对每一位参加小组讨论的人表示欢迎

B. 请每一位与会者进行自我介绍

C. 鼓励大家发言，对发言踊跃者给予肯定性反馈

D. 当讨论出现沉默不语时，提出可引发争论的开放式问题打破僵局

E. 讨论偏离主题时，出于礼貌，不作任何引导

# 第四节　影响健康传播效果的因素及对策

浪里淘沙—核心考点

健康信息的传播效果受多种因素影响，主要因素包括传播者、信息、传播途径、受者和环境。

## 一、传播者

传播者是健康信息传播的主体，具有收集、制作与传递健康信息，处理反馈信息，评价传播效果等职能。为增进传播效果，**传播者应注意**：

1. 树立良好形象，收集、选择对受者有价值的信息。

2. 确保信息准确、鲜明、生动、易懂、适用。

3. 根据受者特点，选择恰当的传播渠道。

4. 及时了解受者对信息的反应和传播效果，不断调整传播行为。

## 二、信息

健康信息泛指一切有关人生理、心理、社会适应能力的知识、技术、观念和行为模式。健康信息是健康传播者传递的内容。**健康信息具有以下特点：**

1. **符号通用、易懂** 信息传递过程中所用符号必须是通用的、易懂的，以避免传而不通。

2. **科学性** 科学性是健康信息的生命，是健康传播效果的根本保证。

3. **针对性** 健康信息的选择、制作、传递须考虑受者的需求和特点。

4. **指导性** 健康信息应具有现实指导意义，告诉受者如何运用健康知识、技能，使受者自愿采纳健康行为。

**小试身手** 15. 健康信息的特别**不包括**

A. 易懂 　　　　　　　B. 科学性 　　　　　　C. 针对性

D. 前瞻性 　　　　　　E. 指导性

## 三、传播途径

传播途径是指信息传递的方式和渠道。

1. **常用的健康传播途径**：①**口头传播**（如演讲、报告、座谈、咨询等）；②**文字传播**（如报纸、杂志、书籍、传单等）；③**形象传播**（如图片、标本、食物、模型等）；④**电子媒介传播**（如电影、电视、广播、录像、幻灯、投影等）。

**小试身手** 16. 口头传播指

A. 咨询 　　　　　　　B. 传单 　　　　　　　C. 模型

D. 报刊 　　　　　　　E. 幻灯

**小试身手** 17. 以下哪项属于形象传播

A. 咨询、演讲 　　　　B. 报纸、杂志 　　　　C. 标本、模型

D. 电影、电视 　　　　E. 书籍

**小试身手** 18. 健康教育宣传单的传播途径属于

A. 文字传播 　　　　　B. 口头传播 　　　　　C. 书面传播

D. 印刷传播 　　　　　E. 形象传播

2. **选择传播途径的原则** 遵循四项原则：**准确性原则、针对性原则、速度快原**

则、经济性原则。

## 四、受者

受者是指信息通过传播途径到达并被接受的个人或群体。健康传播的受众是社会人群，他们因生理、心理特点不同，对健康信息、传播途径的要求也不同。

1.**受者的心理特点** 受者在接触信息时普遍存在着"四求"心理，即求真、求新、求短、求近。**求近是信息在生活、地域、情感、认知、知识等方面贴近受者。**

2.受者对信息的选择性 包括选择性接受、选择性理解和选择性记忆。

3.受者的动机 受者不仅选择性接受信息，还会主动寻求和使用信息。**受者寻求信息的动机包括：消遣、打发时间、寻找情报、解决疑难或满足社会心理需求。**

## 五、环境

健康传播的效果还受传播时的自然环境和社会环境的影响。自然环境包括传播活动地点、场所、距离、光线、温度、环境布置等。社会环境包括社会经济状况、文化习俗、社会规范、政策法规等。

### 参考答案

1.E 2.A 3.C 4.A 5.C 6.E 7.A 8.C 9.D 10.B 11.A 12.D 13.B 14.E 15.D 16.A 17.C 18.A

# 第四章　健康教育的步骤

**统领全局—考试大纲**

1. 熟练掌握健康教育诊断的概念和健康教育的基本步骤。
2. 熟练掌握健康教育计划与干预(确定优先项目、确定计划目标和确定干预方案)。
3. 熟练掌握评价的目的和评价的种类与内容。
4. 掌握评价的影响因素。

## 第一节　健康教育诊断

**浪里淘沙—核心考点**

### 一、健康教育诊断的概念

健康教育诊断是指在面对人群健康问题时，通过系统调查、测量来收集资料，对资料进行分析、归纳、推理、判断，确定与此健康问题有关的行为和影响因素，以及获取健康教育资源的过程，从而为制定健康教育干预目标、策略和措施提供依据。

### 二、健康教育诊断的基本步骤

健康教育诊断主要从社会、流行病学、行为、环境、教育和管理与政策六个方面进行诊断。

#### (一)社会诊断

社会诊断的主要目的是从分析广泛的社会问题入手，了解社会问题与健康问题的关系，重点内容包括社会环境和生活质量。

1. **社会环境**　包括社会政策、经济、文化、卫生服务、社区资源等方面情况。
2. **生活质量**　包括主观和客观指标两个方面。主观指标包括目标人群的生活满意度；客观指标包括目标人群生活环境的物理、经济、文化和疾病等情况。

#### (二)流行病学诊断

流行病学诊断的主要任务是确定目标人群的主要健康问题及引起健康问题的行为因素和环境因素。

#### (三)行为诊断

行为诊断的主要目的是确定导致目标人群疾病或健康问题发生的行为危险因

74

素，主要任务包括三个方面：

1. **区别引起疾病或健康问题的行为与非行为因素** 分析导致已知疾病或健康问题的因素是否为行为因素。

2. **区别重要行为与相对不重要行为** 下列行为为重要行为：行为与疾病或健康问题密切相关，经常发生的行为。

3. **区别高可变性行为与低可变性行为** 高可变性行为与低可变性行为是指通过健康教育干预，某行为发生定向改变的难易程度。

**高可变性行为是**：正处在发展时期或刚刚形成的行为；与文化传统或传统的生活方式关系不大的行为；在其他计划中已有成功改变的实例的行为；社会不赞成的行为。

**低可变性行为是**：形成时间已久的行为；深深植根于文化传统或传统生活方式之中的行为；既往无成功改变实例的行为。

> **小试身手** 1.健康教育中行为诊断的任务**不包括**
>
> A. 区别引起疾病的行为与非行为因素
>
> B. 区别引起健康问题的行为与非行为因素
>
> C. 区别重要行为与相对不重要行为
>
> D. 区别高可行性行为与低可行性行为
>
> E. 区别高可变性行为与低可变性行为

> **小试身手** 2. 老王有15年的吸烟史，近期发现有冠心病，社区护士指导他戒烟，可是他尝试戒烟3次均没有成功，从健康教育干预的角度来说，老王的这种吸烟行为属于
>
> A. 高可变性行为　　　　B. 低可变性行为　　　　C. 习惯性行为
>
> D. 社会不赞成的行为　　E. 社会性行为

## （四）环境诊断

**环境诊断是为确定干预的环境目标奠定基础**。

1. 从众多的社会环境因素中找出对行为相互影响的环境因素。

2. 根据环境因素与健康和生活质量的关联强度，以及该环境因素所导致的发病率、患病率、罹患率情况，确定其重要性。

3. 根据环境因素是否可通过政策、法规等干预而改变，确定其可变性。

4. 结合重要性与可变性分析，确定干预的环境目标。

## （五）教育诊断

行为受遗传因素、环境因素和学习因素的影响。在格林模式中，这些因素被划分为倾向因素、强化因素和促成因素。

1. **倾向因素** 是指产生某种行为的动机、愿望，或是诱发某行为的因素。倾向因素是指人的知识、信念、态度和价值观。

**小试身手** 3. 老王有15年的吸烟史，近期发现有冠心病，社区护士小张建议他戒烟，但老王认为吸烟与疾病关系不大，拒绝了小张的建议，老王的这种行为受到哪类因素的影响

A. 倾向因素     B. 促成因素     C. 强化因素

D. 环境因素     E. 思想因素

**小试身手** 4. 患者，男，50岁，因冠心病入院，当护士对其进行健康教育、劝其戒烟时，其否认吸烟对健康会产生影响，表示不想戒烟。影响该患者行为的因素是

A. 倾向因素     B. 促成因素     C. 强化因素

D. 环境因素     E. 学习因素

2. <u>促成因素</u> 是指使行为动机和意愿得以实现的因素，即实现或形成某行为所必需的技能、资源和社会条件。包括政策法规、保健设施、医务人员、诊所、医疗费用、交通工具、个人保健技术等。

3. <u>强化因素</u> 是指激励行为维持、发展或减弱的因素。主要来自社会支持、同伴影响和领导、亲属以及保健人员的劝告等。

> 锦囊妙记：一位45岁的男性在政府机关上班，有一次听讲座得知吸烟者与非吸烟者相比，患肺癌的几率增加好几倍，于是下定决心戒烟；刚好单位在推广办公室禁止吸烟，于是他坚持戒烟了3个月，后来被单位评为戒烟明星，受到单位领导的表扬。上述因素中，个人了解吸烟导致肺癌是倾向因素，单位禁止办公室吸烟为促成因素，单位领导表扬为强化因素。

**小试身手** 5. 影响目标行为的强化因素是

A. 医疗费用     B. 知识     C. 态度、信念

D. 个人的价值观     E. 家人的劝告

## （六）管理与政策诊断

<u>管理与政策诊断的核心内容是组织评估和资源评估</u>。组织评估包括组织内分析和组织间分析。组织内分析指对健康教育与健康促进内部的分析，组织间分析指主办健康教育和健康促进的组织外部环境，分析外环境对计划执行可能产生的影响。

# 第二节　健康教育计划与干预

**浪里淘沙—核心考点**

## 一、确定优先项目

确定优先项目时应遵循重要性和有效性原则。

1. **重要性原则** 优先考虑严重威胁人群健康，对经济社会发展、社区稳定影响较大的健康问题。

2. **有效性原则** 优先考虑健康教育干预能有效改善的健康问题。

**小试身手** 6. 男，42岁，十二指肠溃疡病患者。护士在讨论制定针对其健康教育与干预计划时，有护士提出消除病因、定时服药、学习溃疡病知识、饮食调节等是否可以作为优先项目。在确定优先项目时应遵循的原则是

A. 针对性和重要性原则

B. 针对性和结果性原则

C. 时效性和准确性原则

D. 重要性和有效性原则

E. 三个"W"和两个"H"

## 二、确定计划目的与目标

一旦确定了优先项目，即可确定项目的目的和目标。

**目的和目标是效果评价的依据**。目的是指执行某项计划后预期达到的结果。目的具有宏观性、远期性，一般用文字描述。目标是目的的具体体现，用指标描述，具有可测量性。

### （一）计划目的

计划目的是健康教育项目最终利益的阐述，如通过降低吸烟率以减少肺癌的患病率。

### （二）计划目标

在计划目的的基础上，计划目标进一步回答对象、时间、什么或多少等问题。以上述计划目的为例，其计划目标为：某社区16~26岁青少年吸烟率在3年内降低20%。计划目标分为总体目标和具体目标。

1. **总体目标** 一般由三个"W"和两个"H"组成，即：

（1）Who——对象。

（2）What——实现什么变化。

（3）When——实现变化的期限。

（4）How much——变化的程度。

（5）How to measure——测量的方法。

2. **具体目标** 总体目标可分解为各方面、各阶段、各层次的具体目标。

## 三、确定干预方案

干预方案的内容包括：目标人群、干预策略、干预内容、方法、日程及人员培训、效果评价等。

# 第三节　健康教育评价

## 浪里淘沙—核心考点

健康教育评价是系统收集、分析、表达资料的过程，它贯穿于健康教育的全过程。健康教育评价旨在确定健康教育计划和干预价值，为健康教育计划的进一步实施和后续项目决策提供依据。

### 一、评价的目的

1. 明确健康教育计划的执行情况。

2. 确定健康教育预期目标实现程度及持续性。

3. 确定健康教育计划的先进性和合理性。

4. 总结健康教育的成功与不足之处，提出进一步的研究假设。

评价健康教育质量的重点是病人教育普及率与合格率。

### 二、评价的种类与内容

#### （一）形成评价

是对项目计划进行评价，是一个完善项目计划，避免工作失误的过程。

1. 形成评价的具体内容

（1）目标人群的基本特征。

（2）目标人群对各种干预措施的看法。

（3）教育材料发放情况，包括生产、储存、批发、零售和发放渠道。

（4）在计划执行阶段是否根据出现的新情况、新问题对计划进行调整。

2. 形成评价的方法　文献、档案、资料回顾、专家咨询、专题小组讨论等。

#### （二）过程评价

过程评价起始于健康教育计划实施开始之时，贯穿于计划执行的全过程。

1. 过程评价的内容　针对个体的评价内容、针对组织的评价内容、针对政策和环境的评价内容。

2. 过程评价的主要方法有　查阅档案资料、目标人群调查和现场观察。

#### （三）效应评价

健康教育通过改变目标人群的健康相关行为来实现目标。效应评价正是对目标人群因健康教育项目所导致的相关行为及影响因素的变化进行评价。效应评价又称为近中期效果评价。效应评价内容包括：

1. 倾向因素　目标人群保健知识、健康价值观、对某一健康相关行为或疾病的态度、对疾病易感性、疾病潜在威胁的认识等。

**小试身手** 7. 某糖尿病健康教育项目结束后，评估目标人群预防糖尿病知识水平的变化，属于健康教育评价中的

   A. 形成评价           B. 过程评价           C. 结果评价

   D. 效应评价           E. 结局评价

2. **促成因素** 卫生服务或实行健康行为资源的可及性。

3. **强化因素** 与目标人群关系密切者对健康相关行为或疾病的看法、目标人群采纳健康相关行为时获得社会支持及采纳该行为前后自身的感受。

4. **健康相关行为** 干预前后目标人群健康相关行为是否发生改变、改变程度及变化在人群中的分布。

## （四）结局评价

健康教育的最终目的是提高目标人群的生活质量。结局评价目标人群健康状况及生活质量的变化。

## （五）总结评价

总结评价是指形成评价、过程评价、效应评价和结局评价的综合以及对资料做出总结性概括，反映健康教育项目成功与不足之处，为今后制定计划和决策提供依据。

**小试身手** （8~10题共用备选答案）

   A. 形成评价           B. 过程评价           C. 效应评价

   D. 结局评价           E. 总结评价

8. 调查社区居民心脑血管疾病患者的生活质量属于

9. 调查社区居民艾滋病防治疾病相关知识知晓率属于

10. 某社区对吸烟人群实施戒烟的健康教育计划进行评价，下列哪项属于总结评价的内容

   A. 吸烟人群的各种基本特征

   B. 在项目中运用的干预策略和活动

   C. 吸烟人群对各种干预措施的看法

   D. 干预行为获得社会支持的情况

   E. 干预后吸烟人群健康行为的改变

## 三、影响评价的因素

评价过程中常见的偏倚因素有五种：

## （一）时间因素

时间因素是指在健康教育计划的执行和评价过程中发生的重大的、可能对目标人群产生影响的事件，如与健康相关公共政策的颁布、重大生活条件的改变、自然灾害等。

**小试身手** 11．由于自然灾害导致对健康教育目标人群的评价效果出现偏倚。此偏倚因素为

A．测试因素　　　　　　　B．观察因素　　　　　　　C．回归因素

D．选择因素　　　　　　　E．时间因素

## （二）测试或观察因素

评价过程中测试者的态度、工作人员对有关知识和技能的掌握程度、测量工具的有效性及目标人群的成熟性对评价结果均有影响。

1．测量者因素包括：暗示效应、测量者成熟性和评定错误。

2．测量工具因素。

3．测量对象因素包括：测量对象成熟性及**霍桑效应**。

## （三）回归因素

回归因素是指由于**偶然因素**，个别被测试对象的某特征水平过高或过低，但在后续的测试中又恢复到原来实际水平的现象。采用重复测量的方法以减少回归因素对评价结果的影响。

**小试身手** 12．在影响健康教育评价的各因素中，由于偶然因素，个别被测试对象的某特征水平过高或过低，但在以后的测试中可能又恢复到原来实际水平的现象被称为

A．时间因素　　　　　　　B．测试因素　　　　　　　C．回归因素

D．选择因素　　　　　　　E．失访

**小试身手** 13．减少偶然因素对评价效果的影响，可采用

A．重复测量　　　　　　　B．随机抽样　　　　　　　C．随机配对

D．检验测量工具　　　　　E．培训测量人员

## （四）选择因素

在评价阶段，如干预组和对照组选择不均衡，可引起选择偏倚，最终影响观察结果的正确性。**通过随机化或配对选择可防止或减少选择偏倚对评价结果的影响。**

## （五）失访

失访是指在实施健康教育计划或评价过程中，目标人群由于各种原因而中断被干预或评价。如目标人群失访比例超过10%或出现非随机失访，即是其中有某种特征的人失访时，便可造成偏倚，影响评价结果。

### 参考答案

1.D　2.B　3.A　4.A　5.E　6.D　7.D　8.D　9.C　10.E　11.E　12.C　13.A

# 第五章　医院健康教育

1. 熟练掌握医院健康教育的概念。
2. 了解医院健康教育的意义。
3. 熟练掌握患者健康教育的分类及内容。
4. 熟练掌握患者健康教育的实施程序。

## 第一节　医院健康教育的基本概念

**浪里淘沙—核心考点**

1. **医院健康教育的概念**　医院健康教育又称临床健康教育或病人健康教育，是以病人为中心，针对到医院接受医疗保健服务的病人及其家属实施的有目的、有计划、有系统的健康教育活动，其目的是防治疾病，促进康复。

2. **医院健康教育的意义**　医院健康教育是社会发展和医学进步的产物，是医院工作的重要组成部分。对疾病的预防、治疗、护理、康复、管理等诸多环节具有特殊意义和作用，可提高患者依从性，有助于心理治疗、消除致病因素、密切医患关系、降低医疗成本。

> **小试身手**　1. 关于医院健康教育的意义，下列说法**不正确**的是
> A. 心理治疗　　　　　　B. 增加医院知名度　　　　C. 消除致病因素
> D. 减低医疗成本　　　　E. 密切医患关系

## 第二节　病人健康教育

**浪里淘沙—核心考点**

### 一、病人健康教育的分类和内容

1. **门诊教育**　是指病人在门诊治疗过程中所进行的健康教育。门诊病人流动性、差异性大，不可能针对每个病人开展健康教育。因此，门诊教育应根据不同季节、地域，开展常见病的防治教育。门诊教育包括候诊教育、随诊教育、咨询教育和健康教育处方。

> **小试身手**　2. 患者在门诊诊疗过程中接受的健康教育称为
> A. 入院教育　　　　　　B. 病房教育　　　　　　　C. 随访教育

D. 门诊教育　　　　　　　E. 住院教育

（1）候诊教育　在病人候诊期间，针对候诊知识及该科常见疾病的防治所进行的健康教育。

（2）随诊教育　在诊疗过程中，医护人员根据病情对病人进行口头教育和指导。

（3）咨询教育　医护人员对门诊病人或家属提出的有关健康相关问题进行解答。

（4）**健康教育处方**　在诊疗过程中，**以医嘱的形式**对病人的行为和生活方式给予指导。

**小试身手**　3. 健康教育处方属于下列哪种形式

A. 咨询　　　　　　　　B. 口头教育　　　　　　C. 医嘱

D. 书面资料　　　　　　E. 书面指导

2. **住院教育**　**是指在住院治疗期间对病人进行健康教育。**由于病人住院时间相对较长，医护人员对病人比较了解，可根据病情、心理变化，进行针对性教育。**住院教育主要包括入院教育、病房教育和出院教育。**

**小试身手**　4. 患者，女，51 岁，以"高血压性心脏病"为诊断收住院，入院后责任护士对患者及家属进行入院教育，主要内容是

A. 患者所患疾病的病因

B. 医院的规章制度

C. 患者所患疾病的治疗原则

D. 制定健康教育计划

E. 用药指导

## 二、病人健康教育的实施程序

患者健康教育程序分为五步：**评估教育需求、确定教育目标、制定教育计划、实施教育计划和评价教育效果。**

**小试身手**　5. 在实施患者健康教育时，首先应进行的是

A. 考虑教育形式　　　　　　　B. 分析患者的需求

C. 制定教育目标　　　　　　　D. 制定教育计划

E. 评价教育需求

### 参考答案

1.B　2.D　3.C　4.B　5.B

# 第三篇　护理管理学

# 第一章 绪 论

统领全局—考试大纲

1. 掌握管理与管理学的概念、基本特征。
2. 了解管理的对象和方法。
3. 掌握管理的职能。
4. 掌握护理管理的概念和任务。
5. 了解护理管理的意义、特点及发展趋势。

考点导航

## 第一节 管理与管理学

### 一、管理与管理学的概念、基本特征

#### （一）管理的概念

管理是管理者通过计划、组织、人力资源管理、领导、控制等各项职能工作，合理分配、协调组织内部资源，与被管理者共同实现组织目标，取得最大组织效益的动态过程。

#### （二）管理学的概念

管理学是由社会科学、自然科学和其他学科相互渗透、融合、交叉产生的一门综合性应用科学，主要研究管理活动的基本规律与方法，具有实践性、综合性和社会性的特点。

#### （三）管理的基本特征

1. **管理的二重性**

（1）**管理的自然属性**：管理具有普遍性和共性，即任何组织的管理活动都要经过计划、组织、领导和控制等管理过程。

（2）**管理的社会属性**：管理具有其特殊性和个性，即管理总是在一定的生产关系下进行的，不同社会制度、不同历史阶段和不同社会文化，都会使管理出现一定的差别，这就是管理的社会属性。

2. **管理的科学性和艺术性** 管理的科学性主要表现在规律性、程序性和技术性3个方面。管理的艺术性主要表现在应变性、策略性和协调性3个方面。

3. **管理的普遍性与目的性**　管理普遍存在于各种活动之中，即为管理的普遍性。管理是人类一项有意识、有目的的协作活动，是为实现组织既定的目标而进行的，这就是管理的目的性。

## 二、管理的对象、方法

### （一）管理的对象

1. **人**　**人是管理的最主要因素，是管理的核心**。传统意义上人的管理包括人员选择、聘任、培养、考核、晋升，现在延伸到人力资源开发和利用。

2. **财**　财的管理是指对资金的分配和使用进行管理，以保证有限资金产生最大效益。财的管理应遵守开源、节流、注重投资效益等原则。

3. **物**　物是指设备、材料、仪器、能源等。物的管理应遵循的原则是保证供应、合理配置、物尽其用、检验维修、监督使用、资源共享。

4. **时间**　**时间是最珍贵的资源**。清晰的时间成本效益观念是进行有效时间管理的基础。管理者要充分利用好时间。

5. **信息**　**信息是管理活动的媒介**。信息管理包括广泛收集信息，精确加工和提取信息，快速准确传递信息，利用和开发信息。

温馨提示：管理的五大对象分别为人、财、物、时间和信息，其中人是管理的核心。

### （二）管理的方法

1. **行政方法**　**是最基本的、传统的管理方法**，是依靠行政组织权威，通过命令、指示、规定等手段指挥下属工作而实现管理目标。**特点**：①**时效性**：以组织的行政权力运行为基础，行动迅速，见效快。②**区域性**：只能在行政权力所及范围内起作用。③**不平等性**：下级需要完全遵从上级命令。

2. **经济方法**　是指以人们对物质利益的需要为基础，按照客观经济规律的要求，运用各种物质利益手段执行管理职能、实现管理目标的方法。**特点**：①**利益性**：利用人们对经济和物质利益的需求来引导被管理者。②**交换性**：以交换为前提，运用一定的报酬引导被管理者完成任务。③**关联性**：经济的方法涉及范围广泛，与各个方面都有联系，有时发挥积极作用，有时也会产生偏见。

3. **法律方法**　是通过制定和实施法律、法令、条规进行管理的方法。**特点**：①**强制性**：法律或组织规范由国家或组织强制实施，人人必须遵守，具有普遍约束力和强制性。②**规范性**：法律或组织规范可作为评价行为的标准。③**概括性**：法律或组织规范具有普遍适用性和相对稳定性。

4. **教育方法**　**是按照一定的目的和要求对受教育者从德、智、体几个方面施加影响，使受教育者改变行为的一种有计划的活动**。**特点**：①**长期性**：教育以转变人的思想、价值观为特征，以提高人的素质为目的，是一个缓慢的过程。②**互动性**：在教育过程中，教育者和受教育者相互学习、相互影响、共同进步。③**多样性**：多种教育方法都可达到教育目的。

**5. 社会心理学方法** 是指运用社会学、心理学知识，按照群体和个人的社会心理活动特点及规律进行管理的方法。

**6. 数量分析方法** 是建立在现代系统论、信息论、控制论等科学基础上的一系列数量分析、决策方法。特点：①逻辑性：指在假定的前提条件下，运用一定的数理逻辑分析，针对需要解决的问题建立模型。②客观性：在建立模型和进行推导的过程中，基本上不受人为因素影响，具有较强的客观性。

**7. 系统方法** 是按照事物本身的系统性把管理或研究对象放在系统的形式中认识和考察的一种方法。特点：①整体性：组织中某部分的决策和行为将会影响组织中的其他部分，各部分只有相互协调、共同运作才能保证目标达成。②开放性：系统需要依赖外界环境输入物质、信息和能量，同时向外环境输出系统运行的结果。

**8. 权变方法** 是指管理者在面对不同的组织情境时采用不同的管理方法。权变方法强调管理者在实践中需根据情境条件灵活运用管理理论和技能。

**9. 人本方法** 是以人的全面自由发展为管理目标，以尊重人格为管理价值规范，以团队精神为管理价值取向。

## 三、管理的职能

**1. 计划职能** 是管理的首要职能，是指为了实现组织目标而对未来的行动进行计划和安排。其中心任务是确定组织目标和实现目标的具体方案。

**2. 组织职能** 是管理的重要职能。组织工作的主要内容：①根据组织的规模和任务设计组织结构；②明确职责、任务和权力；③建立健全各项规章制度。

**3. 人力资源管理** 是管理的核心职能，主要是对各岗位的人员进行选聘、教育培养、绩效考核以及人力资源的开发和有效利用。

**4. 领导职能** 是对组织内成员的个人行为及集体行为进行引导、运用各种手段和方法施加影响力的过程。

**5. 控制职能** 是指按照既定的目标和标准，对组织活动进行衡量、监督、检查和评价，发现偏差，采取纠正措施，使工作按原定计划进行，或适当调整计划，使组织目标得以实现的活动过程。

# 第二节　护理管理学概论

## 一、护理管理的概念和任务

护理管理（WHO）是为了提高人民的健康水平，系统地利用护士的潜能和有关其他人员、设备、环境和社会活动的过程。护理管理（国内）是护理管理者运用管理学的原理和方法，通过计划、组织、人员管理、领导和控制，协调人及其他资源，提高护理质量的工作过程。

我国护理管理主要承担的任务：研究护理管理的客观规律、原理原则和方法；应用科学、有效的管理过程；构建和实践临床护理服务内容体系；建立护理服务评估体系；实施护理项目成本核算，实现护理成本管理标准化、系统化、规范化；持续改进临床护理质量，提供高品质的护理服务。根据工作内容不同，护理管理任务可分为护理行政管理、护理业务管理、护理教育管理、护理科研管理。

## 二、护理管理的意义及特点

### （一）护理管理的意义

护理管理是现代医院管理的重要组成部分。护理管理水平是医院管理水平的重要体现。科学的护理管理是提高护理质量的保证。

### （二）护理管理的特点

1. **广泛性** 主要体现在护理管理范围的广泛和参与管理的护理人员的广泛。护理管理的范围包括组织管理、人员管理、业务管理、质量管理等，参与护理管理的人员包括护理管理者以及各个部门各个班次的护理人员。

2. **综合性** 护理管理既要综合利用管理学理论和方法，又要考虑护理实践的特点和影响因素。

3. **实践性** 护理管理的目的是运用科学的管理方法解决临床护理管理问题。

## 三、护理管理的发展趋势

### （一）管理思想现代化

主要表现：①从重视工作、操作实施过程管理向不同层次、多元化管理转变；②从一维分散管理向系统管理转变；③从重视硬件管理向重视软件、信息管理转变；④从定性或定量管理向定性与定量结合的管理转变；⑤从经验决策向科学决策转变；⑥从短期行为向社会的长期目标转变；⑦从守业管理向创业管理转变；⑧从重视监督管理向重视激励因素转变；⑨管理人才从技术型的"硬专家"向"软专家"转变；⑩从博采西方管理理论向创建我国科学管理理论转变。

### （二）管理体制合理化

管理体制适应社会发展要求。未来的发展，护理管理者应积极争取与职责对等的各种权力。

### （三）管理人才专业化

对护理管理者的选拔和培养，除了专业技术的要求，将更加重视管理知识、技术和方法的要求。

### （四）管理方法科学化

护理管理者要结合专业特点，借鉴先进的管理方法，以推进护理管理科学化的进程。

### （五）管理手段信息化

管理手段的自动化，可以使管理工作经济、准确、及时、高效，为管理现代化提供了重要手段，如医院信息系统的开发和使用。随着信息技术发展，网络管理的自动化程度将进一步普及和提高。

### （六）管理内容合理化

目前护理管理的范围是以医院为主，对社区护理管理涉及较少。发展社区卫生服务，建立功能合理、方便群众的卫生服务网络，已是卫生事业发展的大趋势。

1. 因地制宜的管理模式　随着护理工作范围延伸、人群扩大，护理管理的工作模式和内容也随之转变。

2. **人性化的管理方法**　护理管理将以人为本，更强调用"柔性"管理方法，构建多元化护理组织文化，提供个人自我管理和自我提升的空间，适应不同护士管理的需求，**充分调动员工的积极性**，最大限度发挥管理效益。

3. 弹性化的激励方案　以护士需求及职业发展为导向进一步完善绩效评估体系，建立科学的弹性化激励方案，进一步提高护士工作积极性和职业满意度。

# 第二章　管理理论在护理管理中的应用

1. 了解中国古代管理思想与西方管理理论及其应用。
2. 熟练掌握系统原理与原则。
3. 掌握人本原理与原则。
4. 掌握动态原理与原则。
5. 了解效益原理与原则。

**考点导航**

## 第一节　中国古代管理思想及西方管理理论

### 一、中国古代管理思想

1. **社会管理思想**　如《论语》《管子》中的"君子不器",儒家思想中的"其身正,不令而行;其身不正,虽令不从"等思想,均体现了古代的社会管理思想。
2. **系统管理思想**　我国古代的伟大建筑——万里长城,战国时期的都江堰水利枢纽工程,其建筑和管理的整个构思都充分体现了系统管理思想。
3. **战略管理思想**　孙武的《孙子兵法》被推崇为中外"兵学圣典",直到今天仍备受推崇。
4. **用人思想**　有"知人善任","水能载舟、亦能覆舟"等思想。

### 二、西方管理理论及其应用

西方管理理论可划分为三个阶段:**古典管理理论阶段(19世纪末~1930年)、行为科学理论阶段(1940~1960年)和现代管理理论阶段(1960年以后)**。

#### (一)古典管理理论

**1. 科学管理理论**

(1)概述:**科学管理理论的创始人是泰勒**(F.W. Taylor, 1856–1915年),他首次提出科学管理的概念,1911年出版《科学管理原理》一书,**被公认为"科学管理之父"**。

(2)主要内容:科学管理理论的出发点是**提高劳动生产效率**,其主要内容是:**①使工作方法、劳动工具、工作环境标准化;②确定合理的工作量;③挑选和培训**

工人，使其掌握标准工作方法；④实行差别工资制；⑤实行职能工长制。

**2.管理过程理论**

（1）概述：**法国人法约尔**（Henri Fayol，1840~1925年）对组织管理进行了系统、独创的研究，1925年出版了《工业管理与一般管理》一书，被**称为"管理过程之父"**。

（2）主要内容：①**区别经营和管理**：将管理活动从经营职能中独立出来；②**明确管理职能**：**管理活动包含计划、组织、指挥、协调、控制五大职能**；③**倡导管理教育**：管理能力可通过教育获得；④**提出十四项基本管理原则**，包括分工、权责匹配、严明纪律、统一指挥、统一领导、个人利益服从集体利益、报酬公平合理、集权与分权相适应、等级制度、工作秩序、公平公正、人员稳定、激励创造、团队合作等。

**3.行政组织理论**

（1）概述：**韦伯**（Max Weber，1864~1920年）着重于组织理论研究，**提出了"理想的行政组织体系"理论**。

（2）主要内容：韦伯认为理想的行政体系具有以下特点：①明确的组织分工；②自上而下的等级体系；③合理任用人员；④建立职业的管理人员制度；⑤建立严格的、不受各种因素影响的规则和纪律；⑥建立理性的行动准则。

## （二）行为科学管理理论

1.**人际关系学说** 20世纪30年代**梅奥**（George Ehon Mayo，1880~1949年）等人在西方电气公司进行了**"霍桑试验"**。他发现**决定工作效率最重要的是人际关系和安全感**，于是在1933年出版了《工业文明中人的问题》，**提出人际关系学说。人际关系学说的主要内容**：①**人是"社会人"，不仅仅是"经济人"**，其工作态度受多种因素影响；②**劳动效率主要取决于职工的积极性，取决于人际关系**；③**职工中的非正式小群体更能影响职工情绪，甚至左右职工行为**；④**科学的领导者应善于和职工沟通与倾听**。

2.**人性理论—X理论和Y理论** 美国的**麦格雷戈**（Douglass McGregor，1906~1964年）于1957年**提出X理论与Y理论。X理论认为人是懒惰的，不喜欢工作，在严密监督下才能有效地工作。Y理论认为人是喜欢工作的，是负责的，能够自我控制和管理**。

3.**群体力学理论** 德国心理学家**库尔特·卢因**（Kun Lewin，1890~1947年）在**1944年提出的，重点研究组织中的群体行为**。主要内容：①群体是一种非正式组织，是处于平衡状态的一种"力场"；②群体行为就是各种相互影响力的结合，这种"力场"可修正个人行为；③群体的内聚力可以用每个成员对群体忠诚、责任感、对外攻击的防御、友谊等态度来说明。

4.行为科学理论在护理管理中的应用

（1）**在护理管理中全面贯彻以人为本的护理和管理**。

（2）护理管理者要建立良好的人际关系，采取各种激励措施调动护理人员的积极性。

（3）护理管理者要丰富工作内容，提高护士工作兴趣和责任感。

温馨提示：不同管理理论的提出者：

科学管理理论：泰勒（科学管理之父）；管理过程理论：法约尔（管理过程之父）；

行政组织理论：韦伯；人际关系学说：梅奥（霍桑试验的实施者）

# 第二节 现代管理原理与原则

## 一、系统原理与原则

### （一）系统原理

1. 系统的概念 系统是由若干相互作用、相互联系的要素组成的、具有特定功能的统一整体。系统原理认为任何一个管理对象都是一个系统，由若干子系统组成，同时又是更大系统的子系统。

2. 系统的特性

（1）整体性：系统是由各个要素组成的有机整体。系统功能大于各个体功效之和。

（2）目的性：系统的存在就是为了达到一定的目的。管理系统的目的就是创造价值和提供服务，实现经济效益和社会效益。

（3）相关性：系统内各要素之间相互联系、相互依存。一个要素的变化会引起另一个要素的变化，并引起系统的变化。

（4）层次性：任何系统都有一定的层次结构。

（5）环境适应性：一个有生命力的系统须不断与外界环境进行能量、信息交换，不断适应外界环境的变化。

3. 系统原理的主要内容 任何管理对象都是一个特定系统，每一个基本要素都与整体目标相互联系，按一定结构组合在一起，既在自己系统之内，又与其他各系统发生联系。任何管理对象都是一个整体的动态系统，必须从整体看待部分，使部分服从整体；同时这个系统还是更大系统的一个构成部分，应该从全局考虑，摆好自身位置，使之为更大系统的全局服务。

4. 系统分析方法 是指对一个系统内的基本问题，运用逻辑推理和分析计算的方法，为找出可行方案或优选方案而进行比较分析的方法。

5. 在护理管理中的应用 系统原理要求护理管理者运用整体的观点、相关的观点、有序的观点、动态的观点、开放的观点，去分析和解决系统或局部的护理管理问题。

### （二）对应的原则

1. 整分合原则 管理必须遵循在整体规划下，进行明确分工，又在分工的基础上进行有效综合。概括起来就是整体把握、科学分解，组织综合。

2. **相对封闭原则**　对于系统内部，管理的各个环节必须首尾相接，形成回路，使各个环节的功能充分发挥。但封闭是相对的，系统必须具有开放性，与相关系统有输入输出关系。

## 二、人本原理与原则

### （一）人本原理

**梅奥首先提出以人为本的管理思想。人本原理就是在管理中坚持以人为本，注重发挥被管理者的积极性、主动性，**使被管理者在工作中充分发挥潜能，创造性完成任务。**人本原理强调以人的管理为核心，以激励人的行为，调动人的积极性为根本。**人本原理的前提是：人不是单纯的"经济人"，而是有多种需要的复杂的"社会人"，管理者要满足其自我实现的需求。

### （二）对应的原则

1. **能级原则**　管理者应**按一定标准、规范和秩序将管理中的组织和个人进行分级**。能级原则应注意：①管理能级必须具有分层、稳定的组织形态；②**不同能级应表现出不同的、相对应的权力、物质利益和精神荣誉**；③各类能级必须动态对应。

2. **动力原则**　管理者应正确运用管理动力激发人的潜能和工作积极性，减少组织中各种资源的相互内耗。管理中的动力：①**物质动力：**指物质待遇及经济报酬；②**精神动力：**指大多数人认同和恪守的理想、奋斗目标、价值观念和道德规范、行为准则等；③**信息动力：**指有利于组织发展和个人成长的知识、技能、消息、情报、指令等。

温馨提示：某护士被评为医院"十佳护士"，护士长给予500元的奖励，这为物质动力；护士长在晨会上对其表扬，号召其他护士向她学习，这为精神动力；护士长将获奖护士的个人简介做成海报挂在护士站，这为信息动力。

3. **行为原则**　管理者要掌握和熟悉管理对象的行为规律，进行科学分析和有效管理。管理人的行为须注意：①激发人的合理需要和积极健康的行为动机，及时了解并满足合理需要，充分调动人的积极性。②注意不同个体的个性倾向和特征，积极创造良好的工作和生活环境，用人所长，避人所短，从而提高管理效果。

## 三、动态原理与原则

### （一）动态原理

动态原理是指管理者在管理活动中，注意**把握管理对象、管理目标变化的情况，不断调整管理策略和手段以实现整体目标。**

### （二）对应的原则

1. **反馈原则**　是指系统的输出反过来作用于输入，进而影响再输出。**管理者应**

及时了解所发指令的反馈信息，及时做出反应并提出建议，以确保管理目标实现。只有有效的信息反馈，才能进行正确的管理控制。

2. **弹性原则**　是指任何管理活动都要适应客观情况变化，都必须留有余地。其原因在于：①管理所碰到的问题是涉及多因素的复杂问题；②管理活动有很大的不确定性；③管理是行动的科学，影响管理因素多变。

## 四、效益原理与原则

### （一）效益原理

效益原理是指组织的**各项管理活动都要以实现有效性、追求高效益作为目标**。要注意将社会效益和经济效益相统一，以追求社会效益为最高目标。

### （二）对应的原则

**效益原理相对应的是价值原则**。价值原则是指在管理工作中通过不断完善自身结构、组织与目标，科学有效地使用人力、物力、财力、智力和时间资源，为创造更大的经济效益和社会效益而尽心工作。**价值原则强调创造最大的经济价值和社会价值**。

# 第三章 计划工作

1. 掌握计划的概念。
2. 了解计划工作的重要性与计划的类型。
3. 掌握计划工作的原则。
4. 熟练掌握计划的步骤。
5. 掌握目标管理的概念、特点和目标管理的基本程序。
6. 掌握目标管理在护理工作中的运用。
7. 掌握时间管理的概念和基本程序。
8. 熟练掌握时间管理的方法。
9. 了解时间管理的策略。
10. 掌握决策的概念、类型、决策的步骤。
11. 了解团体决策。

**考点导航**

## 第一节 概 述

### 一、计划的概念

1. **计划** 计划是指工作或行动之前拟定的方案，包括要实现的具体目标、内容、方法和步骤等。

2. **计划工作** **计划工作是确定目标和实现目标的途径。做好计划工作必须解决"5W1H问题"**，即做什么（what）、为什么要做（why）、何时做（when）、何地做（where）、何人做（who）以及如何做（how）。**计划工作的核心是决策**，即对未来活动的目标及通向目标的多种途径做出合理抉择。

### 二、计划的重要性

1. **明确工作目标** 通过护理计划所设立的总目标，细化分解目标任务，使每一位护士明确自身承担的任务、要求和努力方向，为实现总目标形成合力。

2. **有效规避风险** 管理者在计划制订过程中须预期未来的可能变化，预测变化对活动的影响，制订适宜变化的最佳方案，有效规避风险。

3. **提高管理效率** 护理计划提供了明确的工作目标和实现目标的最佳途径，护

94

士按照实施方案对人力、物力、财力、时间和信息等资源进行合理分配，最大程度避免重复和浪费，有利于提高护理管理效率，获得最佳效益。

4. **利于控制工作**　计划为组织活动提供了目标、任务、工作要求、时间进度等，**是控制工作的标准和依据**。

## 三、计划的类型

### （一）按计划的时间划分

1. **长期计划**　一般指5年以上的计划，是组织长期发展规划、方向和蓝图。

2. **中期计划**　介于长期和短期计划之间，**时间一般为1~5年**。是组织发展总体目标的阶段要求。

3. **短期计划**　一般指1年或1年以内的计划，是具体工作部署、活动安排和应达到的要求。

### （二）按计划的规模划分

1. **战略性计划**　战略计划是对如何实现战略目标所进行的谋划，决定整个组织目标和发展方向。**一般由高层管理者制订**，时间跨度较大，对组织影响深远，涉及的职能范围较广。

2. **战术性计划**　战术计划是指对**组织内部具体工作任务**，在较小范围内和较短时间内实施的计划。**一般由中层管理者制订**，通常按照组织的职能进行制订，涉及的范围是指定的职能领域，时间跨度较短。

### （三）按计划的约束程度划分

1. **指令性计划**　是由主管部门制订，以指令的形式下达给执行单位，要求严格按照计划执行，**具有强制性**。指令性计划易于执行、考核及控制，但缺少灵活性。

2. **指导性计划**　由上级主管部门将计划的目标、任务和指标下达给执行单位，对完成计划的具体方法**不做强制性规定**。指导性计划有利于调动下级的能动性。

### （四）按计划的表现形式划分

1. **目的或任务**　是一个组织或社会赋予它们的基本任务和社会职能，用以回答组织是干什么的以及应该干什么。

2. **目标**　是在目的或任务指导下，**整个组织所要达到的具体成果**。

3. **策略**　是为了实现组织总目标而采取的行动和利用资源的总计划，指出工作的重点和顺序，以及人力、物力、财力、时间、信息等资源的分配原则，**是实现目标的指导和行动方针**。

4. **政策**　是组织为了达到目标而制订的一种限制活动范围的计划，具体规定了组织成员行动的方向和界限。政策由组织高层管理者确定，政策能帮助组织事先决定问题的处理方法，操作性更强。

5. **规程** 是根据时间顺序确定的一系列互相关联的活动，它详细列出处理问题的例行办法、步骤。

6. **规则** 是根据具体情况，对是否采取某种特定的行动所做的规定。规则详细、明确地阐明行动要求，约束和管理执行者的行为，成为员工实现目标而遵守的行为规范。

7. **规划** 是一个综合性计划，包括目标、政策、程序、规则、任务分配、步骤、资源分配以及为完成既定行动方案所需的其他因素。

8. **预算** 是一份用数字表示预期结果的计划。

## 四、计划工作的原则

1. **系统性原则** 计划工作要从组织系统的整体出发，全面考虑系统中各要素的关系以及它们与环境的关系，进行统筹规划。

2. **重点原则** 制订计划既要考虑全局，又要分清主次轻重，抓住关键及重点，着力解决影响全局的问题。

3. **创新原则** 计划是一个创造性活动，要求充分发挥创造力，提出新思路、新方法、新措施。

4. **弹性原则** 制订计划要有一定弹性。留有一定调节余地，以预防及减少不确定因素对计划实施产生的冲击及影响，确保目标实现。

5. **可考核性原则** 计划必须坚持以目标为导向。目标应具体、可测量、可考核。

# 第二节　计划的步骤

## 一、分析形势

计划工作的第一步是对组织形势进行分析评估，可采用SWOT分析法，S（strength）：组织内部的优势，W（weakness）：组织内部的劣势，O（opportunity）：组织外部的机遇，T（threats）：组织外部的威胁或不利影响。

## 二、确定计划目标

在分析形势的基础上，为整个组织、所属的下级单位及个人确定目标。目标应包括时间、空间、数量三要素。目标必须具体、可测量和可评价。

## 三、拟定备选方案

综合多种因素集思广益，运用创造性思维从不同角度出发，拟定备选方案，要体现方案的合理性、适宜性和创新性。拟定备选方案应考虑方案与组织目标的相关性、投入和效益之比、可接受程度、时间因素等。

## 四、比较备选方案

认真考查、论证、综合评价每一个方案，包括方案的可靠性、科学性、可行性、经费预算合理性、效益显著性等。要考虑每一个计划的制约因素和隐患；要用总体的效益观点来衡量计划；既要考虑可量化的因素，又要考虑到无形的定性因素；动态地考察计划的效果，特别注意潜在的、间接的损失。

## 五、选定最优方案

结合组织、部门或成员的实际情况和具体条件，**选择最优的计划方案**。

## 六、制订辅助计划

方案选定后，还需要制订辅助计划帮助总计划的落实。辅助计划是以总计划为核心编制的分计划，要清楚地确定和描述分计划，确保有效执行，以保证总计划的落实。

## 七、编制预算

**把计划转变成预算的形式，使计划数字化。**编制预算一方面是为了计划的指标体系更加明确，另一方面是使组织易于对计划执行进行控制。

# 第三节　目标管理

## 一、目标管理的概念和特点

### （一）目标管理的概念

**目标管理是指组织中管理者与被管理者共同参与目标制订，在工作中自我控制，努力实现工作目标的一种管理方法。**

### （二）目标管理的特点

1. **全员参与管理**　目标管理是**员工参与管理的一种形式，由上下级共同商定，依次确定目标**，使各层次、各部门、各成员都明确自己的任务、方向、考核标准，促进相互之间协调配合，共同为实现组织目标而努力。

2. **强调自我管理**　目标管理是一种民主的、**强调员工自我管理**的制度，这种自我管理可促使员工对照目标进行自我评价，改进工作中的错误和不足，尽自己最大努力把工作做好。

3. **重视成果管理**　目标管理将评价重点放在工作成效上，工作成果是评定目标完成程度的标准，也是人事考核和奖评的依据。**工作成果为评价管理工作绩效的唯一标志。**

4. **重视整体性管理**　目标管理是将总目标逐级分解，各分解目标以总目标为依据，方向一致，每个部门、每个成员相互合作、共同努力，保障完成总体目标。

## 二、目标管理的过程

目标管理过程分三个阶段：制订目标→实施目标→考核评价。三个阶段周而复始，呈螺旋状上升，不断达到新的目标。

### （一）制订目标

设置目标的阶段是目标管理过程中最重要的阶段，包含4个步骤。

1. **高层管理者制订总体目标** 根据组织的计划和客观条件，管理者与下级充分讨论后制订出总体目标。

2. **审议组织结构和各层级职责分工** 重新审查现有组织结构，根据新的目标分解要求进行调整，明确目标责任主体。

3. **设定下级目标和个人目标** 在总体目标指导下，结合实际情况制订下级目标和个人目标。**有效目标的要求**：①**目标陈述规范**，应表达为"**主体–行为–行为标准或行为结果**"。②**有明确的实现目标时间期限**。③**目标设定适当**，兼顾挑战性和实用性。④**目标可测量**，用数量指标或质量指标具体描述。

4. **形成目标责任** 上下级在实现各项目标所需的条件，以及实现目标后的绩效考核达成共识，并签署协议。上级授予下级相应的资源配置的权力，实现责任与权利统一。

### （二）实施目标

采用自我管理的办法，按照目标总体要求、目标规范及权限范围，调动各种积极因素，发挥自身能力，确保目标实现。**上级管理者**主要是**协助、指导、咨询、监督、支持以及为下属创造良好工作环境**。

### （三）考核评价

预定期限结束后，上下级一起对目标完成情况进行考核评价。评价方式依目标性质而异，可采取**自我评价、上级评价、同行评价**等方式。目标考核重点：

1. **考评成果** 以目标为依据，对目标完成情况进行成果验证，评价绩效。

2. **实施奖惩** 根据评价结果实行绩效考核，奖优罚劣，最大限度调动员工积极性。

3. **总结评价** 总结目标管理中的经验教训，修正更新目标，进入新的循环。上级管理者要主动承担责任，和下级共同探讨、分析，为完成下一个管理循环奠定基础。

## 三、目标管理在护理管理工作中的应用

### （一）应用实例

某医院护理部实行目标管理，其管理目标之一是"使护理人员正确给药的服务

质量达到100%"。

第一阶段：目标制订阶段

1. **制订总目标** 护理部根据本医院给药情况的调查结果，提出本年度目标之一"护理人员正确给药的服务质量达到100%"。

2. **建立"医院护理技术质量控制及评定小组"** 小组成立后，经反复研究讨论，制订总目标之一是"1年内护理人员给药正确率达到100%"。

3. **分目标的制订** 各科室护士长、病房护士长及全体护士共同商定，**根据总目标制订科室和个人目标，明确责任范围**，完成期限及奖惩措施等。

4. **协议授权** 科室及个人目标确定后，就各级目标完成后的奖惩事宜签订书面协议。

第二阶段：目标实施阶段

护士长组织护理人员自觉、努力地实现这些目标，并对照目标进行自我检查、自我控制和自我管理。

第三阶段：目标考核阶段

1. **考评结果** 实际活动计划执行后，通过各种评价检查目标达成情况，并及时反馈，以促进改革和提高。

2. **奖惩兑现** 按考核结果对护理人员进行奖惩，并将奖惩结果同护士的职务、晋升及进修学习挂钩。

3. **总结考评结果** 提出存在的问题，采取相应对策。再次制订下一轮目标，开始新的循环。

### （二）应用中的注意事项

1. **宣传教育** 实施目标管理前应向各级护理人员进行目标管理方面的知识教育。

2. **目标明确、恰当** 护理部制订目标时应注意：①**目标数目不宜太多**，但应包括主要的工作特征；②**目标应数量化或具体化以便于考核**；③**目标应具有挑战性，显示优先性**，促进个人和职业成长。

3. **有指导及咨询管理体系** 在制订目标体系的同时建立一套完善的指导及管理体系。

4. **严格控制** 各级管理者应将目标层层分解，适当授权，做到权责一致。实施过程中严格控制，层层把关，给予及时指导和支持。

# 第四节 时间管理

## 一、时间管理的概念及作用

### （一）时间管理的概念

时间管理是指在时间消耗相等的情况下，为提高时间利用效率而进行的一系列活动，包括对时间进行有效计划和分配，以保证重要工作顺利完成，并能及时处理突发事件或紧急变化。

## （二）时间管理的基本程序

1. **评估**　评估时间利用情况、评估管理者浪费时间的情况以及评估个人最佳工作时间。

2. **计划**　①制定具体工作目标及重点；②选择有效利用时间的方法与策略；③列出时间安排表。

3. **实施**　实施时间计划时应注意：①集中精力；②学会"一次性处理"或"即时处理"；③关注他人时间；④有效控制干扰；⑤提高沟通技巧；⑥处理好书面工作。

4. **评价**　评价时间安排是否合理有效，活动主次是否分明，有无时间浪费情况。

## 二、时间管理的方法

### （一）ABC时间管理法

由美国管理学家**莱金（Lakein）提出**，为了提高时间利用率，他建议每个人都需要确定今后5年、今后半年及现阶段要达到的目标。人们应将其各阶段目标分为ABC三个等级，**A级为最重要且必须完成的目标，B级为较重要很想完成的目标，C级为不太重要可以暂时搁置的目标**。ABC时间管理的步骤如下：

1. **列出目标**　每日工作前列出"日工作清单"。

2. **目标分类**　对"日工作清单"分类。

3. **排列顺序**　根据工作的重要性、紧急程度确定ABC顺序。

4. **分配时间**　按ABC级别顺序定出工作日程表及时间分配情况。

5. **实施**　集中精力完成A类工作，效果满意，再转向B类工作。对于C类工作，在时间精力充沛的情况下可自己完成，但应大胆减少C类工作，尽可能委派他人执行，以节省时间。

6. **记录**　记录每一事件消耗的时间。

7. **总结**　工作结束时评价时间应用情况，不断提高自己利用时间的技能。

### （二）四象限时间管理法

按照**重要性和紧迫性**把事情分成两个维度，一方面是按重要性排序，另一方面按紧迫性排序，然后把所有事情纳入四个象限，按照四个象限的顺序灵活有序安排工作。

### （三）记录统计法

通过记录和总结每日的时间消耗情况，以判断时间耗费的整体情况和浪费状况，分析时间浪费的原因，采取措施节约时间。

### 三、时间管理的策略

1. **消耗时间的计划化、标准化及定量化**　以30分钟为一时间单位，详细记录每日时间消耗过程。管理者要将自己的活动时间分类，并对每项工作按先后顺序及重要程度确定具体时间，并严格遵守。

2. **充分利用自己最佳的工作时间**　根据体力和精力状况安排工作内容，充分利用自己的最佳时间。

3. **保持时间利用的连续性**　将重要事件安排在无干扰时处理，集中完成，减少时间浪费。

4. **学会授权**　管理者必须明确，有很多事情不能亲力亲为，通过适当授权可增加自己的工作时间。

5. **学会拒绝**　护理管理者必须学会拒绝干扰自己正常工作的事，拒绝承担非职责范围内的责任，以保证完成自己的工作职责。

6. 善于应用助手　管理者选择好的助手会减少管理的麻烦，节省时间、精力及体力。

# 第五节　决　策

## 一、决策的概念及类型

### （一）决策的概念

**决策**指管理者在管理活动中，为实现预期目标，**选择合理方案的分析判断过程**。广义的决策为决策者制订、选择、实施方案的整个过程，狭义的决策专指决策者对行动方案的最终选择。

### （二）决策的类型

1. **根据决策所涉及的问题划分**　分为程序化决策与非程序化决策。程序化决策又称常规决策，是针对日常业务活动和管理工作中经常、反复出现的常规性事件和问题做出的决策。非程序化决策又称非常规决策，是针对非重复性的新事件或新问题所做出的决策。

2. **根据环境因素的可控程度划分**　分为确定型决策、风险型决策及不确定型决策。

3. **根据决策的主体划分**　分为团体决策与个人决策。

4. **根据决策的重要性划分**　分为战略决策和战术决策。**战略决策指与确定组织发展方向和长远目标有关的重大问题的决策，具有战略性、长期性、规划性和全局性。战术决策是为了完成战略决策所提出的目标，制订未来一段短期时间内要实施的具体行动方案。**

## 二、决策的步骤

1. **识别决策问题**　首先界定存在和需要解决的问题，找出产生问题的主要原因和相关因素。

**2. 确定决策目标**　通过认识问题、分解问题、明确差距、分析变化和寻找原因，根据现存的和可能的条件、重要程度、优先顺序，确定决策目标。

**3. 拟定方案**　拟定能够达到目标的各种备选方案。

**4. 评析备选方案**　充分收集相关信息、全面分析，从多角度审视问题，拟定出各种情况下的备选方案。综合权衡判断，对各种方案进行排序，提出取舍意见。

**5. 选择最优方案**　选择以最低代价、最短时间、最优效果实现既定目标的最佳方案。最优化的决策应符合全局性、适宜性和经济性三个标准。

**6. 实施决策方案**　制订具体的措施把方案落实到位，并建立方案反馈进展报告制度，有问题及时调整。

**7. 评价决策效果**　检验决策的正确性、不断修订方案以减少和消除目标的不确定性，对目标无法实现要重新拟定方案和实施。

## 三、团体决策

### （一）团体决策的概念

团体决策是指由两个人以上的群体完成的决策方式。在团体决策中，领导者虽处于中枢地位，但只是决策中的一个角色，任何决策的有效性都受决策群体内其他成员的制约。

### （二）团体决策的方法

**1. 头脑风暴法**　主要用于收集新设想和创造性建议，以小组讨论的形式，通过共同讨论具体问题，产生尽可能多的设想、意见和建议。原则是鼓励一切有创见的思想，禁止任何批评。

**2. 名义集体决策法**　把参与决策的成员集中一起，但成员间不讨论，互不沟通，针对要解决的问题独立思考，召集人要求每个成员把自己的方案和意见写下来，作为备选方案，所有成员进行投票，根据得票数确定最后方案。

**3. 互动群体法**　指通过会议的形式，参与的成员聚集在一起，面对面讨论所要解决的问题，相互启发，共同决策形成可行方案。该方法简单易行，成为常用的管理决策方法。

**4. 专家会议法**　是指选定一定数量的专家，按照一定方式组织专家会议，充分利用专家群体的创造性思维和专业特长，集合集体智能资源，相互交换意见，互相启发，通过信息交流产生创造性思维活动，为决策提供卓有成效的成果。

**5. 德尔菲法**　采用匿名发表意见的方式，通过多轮次对专家进行问卷调查，获取专家对所提问题的看法，经过反复征询、归纳、修改，最后形成专家一致性的意见。德尔菲法采用背对背的方式，每位专家能够独立判断，避免受到各种因素影响，结论具有一定的科学性、可靠性。

# 第四章 组织工作

**统领全局—考试大纲**

1. 掌握组织概念与类型。
2. 掌握组织结构的基本类型。
3. 掌握组织设计的概念。
4. 了解组织设计的原则与要求。
5. 掌握组织设计的步骤。
6. 掌握组织文化的概念与特点。
7. 了解护理组织文化。
8. 了解临床护理组织方式(个案护理、功能制护理、小组护理、责任制护理、综合护理)。

**考点导航**

# 第一节 概　述

## 一、组织的概念与类型

### (一)组织的概念

组织是指按照一定目的程序和规则组成的一种多层次、多岗位以及具有相应人员隶属关系的权责角色结构,它是**职、责、权、利四位一体**的机构。组织概念的涵义:①组织是一个人为的系统;②组织有一个共同的目标;③组织包括不同层次的分工与协作;④组织可以不断变化和发展。

### (二)组织的类型

1. **正式组织**　为了实现组织的目标而**按一定程序建立、具有明确职责和协作关系的群体**。
2. **非正式组织**　组织成员在情感相投的基础上,有共同的兴趣爱好而形成的小**群体**。其重要功能是为了满足个人需要,自觉地相互帮助,因此又称心理社会体系。

## 二、组织结构的基本类型

组织结构是指构成组织的各要素之间相对稳定的关系模式。

## （一）直线型结构

**直线型结构**又称单线型结构，它以一条纵向的权力线从最高管理层逐步到基层一线管理者，构成直线结构，是最简单的一种组织结构类型。**优点：组织关系简明，各部门目标清晰**，各级管理人员明确在组织内向谁发布命令、执行谁的命令，方便评价各部门或个人对组织目标的贡献。**缺点：组织结构较简单，不适用于较大规模、业务复杂的组织**。另外，直线型结构的权力高度集中于最高领导人，有造成掌权者主观专断、滥用权力的倾向。

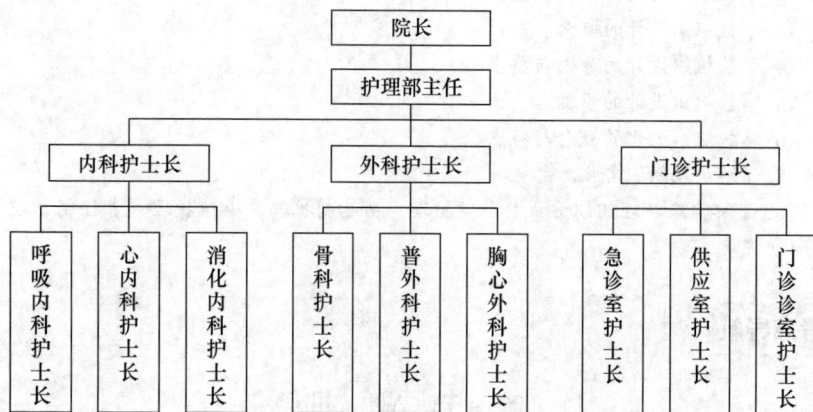

图 3-4-1　护理管理中直线型组织结构示意图

## （二）职能型结构

**职能型结构**称多线型结构，是为分管某项业务的职能部门或岗位而设立且赋予相应职权的组织结构。各职能部门在分管业务范围内直接指挥下属。**优点：管理分工较细，能充分发挥职能部门的专业管理作用**，减轻上层管理者的负担。**缺点：多头领导，不利于组织统一指挥**；各职能部门间横向联系不够；适应环境变化的能力有限。

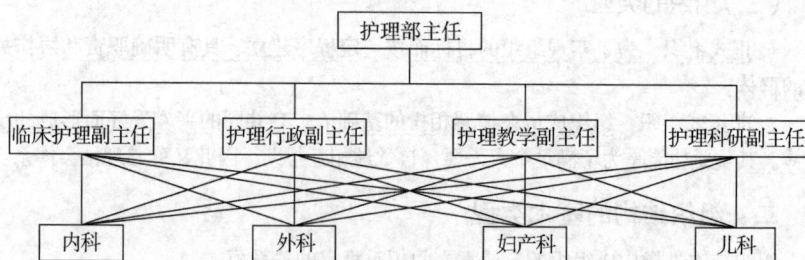

图 3-4-2　护理管理中职能型组织结构示意图

### （三）直线–职能型结构

直线–职能型结构是一种下级成员除接受一位直接上级的命令外，又可以接受职能部门管理者指导的组织结构。直线指挥人员在分管职责范围内有一定职权；职能部门管理者可提供建议与业务指导，在特殊情况下可指挥下属，并对直线主管负责。直线–职能型结构的**优点是既可以统一指挥，严格责任制，又可根据分工和授权程度，发挥职能人员的作用**。

### （四）矩阵型结构

矩阵型结构是一种按组织目标管理与专业分工管理相结合的组织结构。这种结构的命令路线有纵向和横向两个方面，直线部门管理者有纵向指挥权，按职能分工的管理者有横向指挥权。在一个矩阵式护理组织中，按目标负责的护理部副主任与护理行政、质量、教学、科研等职能的副主任共同负责各护理单元工作。护理部主任居于矩阵之外，基本职能是全面管理、协调、平衡权力和处理各种关系等。

### （五）其他

1. 团队　是为了实现某一目标而由相互协作的个体组成的正式群体。构成团队的基本要素包括目标、人、定位、权限及计划。团队合理利用每一个成员的知识和技能进行协同工作，解决问题。其优点是更加灵活，反应更迅速，可以创造团结精神，促进成员参与决策。

2. 委员会　是由来自不同部门的专业人员和相关人员组成的、研究各种管理问题的组织结构。委员会主要起咨询、合作、协调作用。

3. 网络组织　是一个由活性结点的网络联结构成的有机组织系统。网络组织结点可以由人、团队、部门或组织构成，信息流驱动网络组织运作，网络组织协议保证网络组织正常运转，网络组织通过重组来适应外部环境，通过网络组织成员合作、创新来实现网络组织目标。

# 第二节　组织设计

## 一、组织设计的概念

组织设计是指管理者将组织内各要素进行组合，建立和实施一种特定组织结构的过程。

## 二、组织设计的原则与要求

组织设计是指科学整合组织中人力、物力、信息和技术的工作过程。

### （一）组织设计的原则

1. **目标明确原则**　从组织目标出发，明确组织的发展方向、经营战略。**组织中**

每个部门应有明确的目标，各部门的目标须服从组织的总目标。

2. **统一指挥原则** 建立严格的责任制，最大限度防止多头领导和无人负责现象，保证有效地统一和协调各方力量和各部门活动。

3. **专业化分工原则** 按照专业化的原则设计部门、分配任务。一般专业化分工越细，责任越明确，效率也越高，但应避免出现部门增多、协作困难等问题。

4. **层幅适当原则** 管理幅度又称管理宽度，是指在一个组织结构中，管理人员所能直接管理或控制的下属人数。管理幅度的宽窄取决于组织结构的层级，幅度与层级成反比，即组织层级越多，管理幅度就越窄。**从高层领导到基层领导以2~4个层次为宜。**

5. **责权对等原则** 职责是指对应岗位应承担的责任。职权是指管理职位所具有的发布指令并保证指令得到执行的一种强制权力。**责权利的协调、平衡和统一是组织高效运转的必备条件。**

6. **稳定适应原则** 组织的内部结构要相对稳定，才能保证日常工作的正常运转。组织结构不是一成不变，要随着组织内外环境条件的变化适当调整。

## （二）组织设计的要求

1. **精简** 注意避免机构重叠，头重脚轻，人浮于事。
2. **统一** 组织内的权力应相对集中，实施"一元化管理"。
3. **高效** 应使各部门、各环节、组织成员组合成高效的结构形式。

# 三、组织设计的步骤

## （一）组织设计的步骤

组织设计有两种情形：一是对新组建的组织进行组织结构设计；二是对原有组织结构进行调整和完善。组织设计的步骤包括：

1. **职能设计** **根据组织目标设置管理职能层次，并层层分解为具体业务和工作**等。

2. **结构设计** 根据对组织职能的分解、归类，设计相应的组织部门机构，确立管理层次、部门、岗位。

3. **职务设计** 分解各部门机构的任务和功能，确定其权责利，设置具体职务。

4. **岗位设计** 设计工作岗位，按照职位要求和编制数配备相应数量和素质的人员。

5. **协调设计** 设计纵向管理层次之间、横向管理部门之间的信息交流、控制、协调方式等。

6. **规范设计** 主要设计各项管理业务的工作程序、管理工作应达到的要求、管理方法、管理人员的规范以及各部门中的人员配备制度、激励制度、考核制度和培训制度等。

7. 反馈和修正　将组织运行过程中出现的新问题、新情况反馈回去，对原有的组织结构设计进行修正，使其不断完善。

## (二)组织设计的表现形式

1. 组织图　也称组织树，用图形表示组织的整体结构、职权关系及主要职能。

2. **职位说明书**　是说明组织内部的某一特定职位的责任、义务、权力及其工作关系的书面文件。

3. 组织手册　是职位说明书与组织图的综合，用以说明组织内各部门的职权、职责及每一个职位的主要职能、职责、职权及相互关系。

# 第三节　组织文化

## 一、组织文化的概念与特点

### (一)组织文化的概念

组织文化是指一个组织在长期发展过程中所形成的价值观、群体意识、道德规范、行为准则、特色、管理风格以及传统习惯的总和。

### (二)组织文化的特点

1. 文化性　**是组织文化区别于组织其他内容的根本点**。组织文化是以文化的形式表现。在一个组织中，以不同的形式展现其活动内容。如护士燕式帽，代表护理专业的特征，体现护士特有的精神风貌，是一种组织文化。

2. 综合性　*组织文化作为一种独特的文化，其内容渗透到组织的各个方面。*一个员工的价值观和服务理念不是组织文化的内容，而大部分员工共同的价值观，组织共同的"以人为本"的服务理念是组织文化的一部分。

3. **整合性**　组织文化具有强大的凝聚力，具有调整员工思想行为的重要作用，使员工认识组织的共同目标和利益，使全体员工行为趋于一致、齐心协力，尽量减少内耗。

4. **自觉性**　组织文化是管理者、企业家、员工在总结经验教训的基础上提出组织文化理念，并应用于实践，从而培养、升华出高水平的组织文化，它是员工在高度自觉的努力下形成的，也是组织文化具有管理功能的前提条件。

5. **实践性**　组织文化的形成源于实践又服务于实践，作为一种实践工具存在；另外，组织文化的内容与实践密不可分，因此，可以说组织文化是一种实践的文化。

## 二、护理组织文化

### (一)护理组织文化的含义

护理组织文化是在一定的社会文化基础上形成的具有护理专业特征的一种群体

文化。它是被全体护理人员接受的价值观念和行为准则，也是全体护理人员在实践中创造出来的物质成果和精神成果的集中表现。**护理哲理是组织的最高层次文化**，主导、制约着护理文化其他内容的发展方向，**护理价值观是组织文化的核心**。

### （二）护理组织文化的建设

1. **易接受性**　护理组织文化应容易被护理人员理解、认同和接受，尤其是制度文化和精神文化建设，要深入宣传，以增进护理管理者和护理人员的认同感。

2. **群众性**　护理组织文化要求每一位护理人员积极参与。

3. **针对性**　护理文化建设是一项系统工程，既要考虑共性要求，又要根据自身的实际情况建设。

4. **独特性**　设计和培育护理文化，要体现护理专业的个性。由于每个医院发展的条件不同、规模和技术专长不同、人员构成和素质不同等，这决定了医院护理文化的内涵不同。所以，护理文化建设须从本院特色出发，使之具有强大生命力。

# 第四节　临床护理组织方式

## 一、个案护理

<u>个案护理是由一名护理人员在其当班期间承担一名病人所需要的全部护理</u>。其<u>组织形式是一对一的关系</u>，主要用在 ICU、CCU 病房及危重、大手术后的病人，由于病情复杂、严重，需护士 24 小时观察、护理。

### （一）优点

1. <u>能及时、全面观察病人病情变化</u>，实施全面、细致、高质量的护理。

2. <u>增加与病人直接沟通的机会</u>，及时解决病人身心方面的问题。

3. <u>护士职责、任务明确，责任心增强</u>。

4. 有利于培养护士发现问题、解决问题的能力。

### （二）缺点

<u>所需费用高，人力消耗多</u>。

## 二、功能制护理

<u>功能制护理是以工作为中心的护理方式，护士长按照护理工作的内容分配护理人员</u>，每 1~2 名护士负责其中一项特定任务，各班护士相互配合共同完成病人所需的全部护理。

### （一）优点

1. <u>节省人力、经费、设备、时间</u>，护士长便于组织工作。

2. <u>有利于提高护士技能操作的熟练程度，工作效率较高</u>。

3. 分工明确，有利于按护士的能力分工。

## （二）缺点

1. 忽视病人的心理和社会因素，护理缺乏整体性。
2. 护理工作被视为机械性和重复性劳动，护理人员不能发挥主动性和创造性。

## 三、小组护理

小组护理是将护理人员分成若干小组，每组由一位管理能力和业务能力较强的护士任组长，在组长的策划和组员的参与下，为一组病人提供护理服务。

### （一）优点

1. 便于小组成员协调合作，相互沟通，工作气氛好。
2. 护理工作有计划，有评价，病人得到较全面的护理。
3. 充分发挥本组各成员的能力、经验与才智。

### （二）缺点

1. 护士没有确定的服务对象，会影响到护士责任心。
2. 所需人力较多，对组长的管理技巧和业务能力要求较高。

## 四、责任制护理

责任制护理是在生物-心理-社会医学模式影响下产生的一种新的临床护理模式。强调以病人为中心，由一位责任护士运用护理程序的工作方法，对其所管病人从入院到出院提供连续的、全面的、整体的护理组织方式。在责任制护理中，责任护士是主导，可直接向医生汇报病人病情变化，并与其他医护人员、家属沟通。

### （一）优点

1. 病人获得整体的、相对连续的护理，安全感与所属感增加。
2. 护士工作的独立性增强。
3. 护士的责任感、求知感和成就感增加，工作兴趣和满意度增加。
4. 加强与病人、家属及其他医务人员的沟通，合作性增强。

### （二）缺点

1. 对责任护士的业务知识和技能水平要求高，需接受专业培训。
2. 所需人力、物力多，费用较高，受人员编制、素质等方面的限制。

# 第五章　护理人力资源管理

**统领全局—考试大纲**

1. 了解人力资源管理的概念及意义。
2. 掌握人力资源管理的基本原则。
3. 掌握护理人力资源配置的原则。
4. 了解影响护理人力资源配置的因素。
5. 熟练掌握护理人力资源配置的计算法。
6. 掌握护理人员的排班。
7. 了解护理人员的培训和继续教育。
8. 掌握护理人才的培养。

**考点导航**

## 第一节　人力资源管理概述

### 一、人力资源管理的概念、意义

1. 人力资源管理的概念　<u>人力资源管理</u>是对各种人员进行恰当而有效的<u>选聘、培训和考评</u>。

2. 人力资源管理的意义　人是最重要的财富和资源，任何组织的发展都离不开对人的管理。<u>人员管理不仅可以发现、选聘、使用和培养最优秀的人才，还可充分调动人的积极性</u>，达到人尽其才、提高工作效率、实现组织目标的目的，同时<u>为组织的发展提供人力资源储备</u>。

### 二、人力资源管理的基本原则

1. **职务要求明确原则**　对设置的职务及相应的职责有明确要求。

2. **责权利一致原则**　<u>为达到工作目标，应使人员职责、权利和利益（物质和精神上的待遇）相一致</u>。

3. **公平竞争原则**　对组织内外人员一视同仁，公平竞争，才能得到合适人选。

4. **用人之长原则**　<u>知人善任、用人所长、扬长避短</u>，充分发挥人员的才能，取得最佳效果，获得最大效益。

5. **系统管理原则**　将人员的选拔、使用、考评和培训作为紧密联系的整体，在使用中加强培训与考评。

# 第二节　护理人力资源配置与排班

## 一、护理人力资源配置的原则

1. **满足病人护理需要原则**　病人的护理需要是配置护理人员数量与结构的主要**依据**，同时还要根据医院类型、等级、规模、科室设置等实际情况综合考虑。

2. **合理结构原则**　**合理配置护理人员，主要体现在护士群体的结构比例**，包括从事行政管理、教学科研与临床护理人员的比例，不同学历和专业技术职称的比例。

3. **优化组合原则**　对护理人员进行优化、合理组合，使不同年龄阶段、个性、特长的护理人员充分发挥个人潜能，做到各尽所长、优势互补。

4. **经济效能原则**　护理管理者在配置和使用护理人员时，应**在保证优质高效的基础上减少人力成本的投入**。

5. **动态调整原则**　护理人员的配置应不断吸引具有新观念、新知识、新技术的护理人员，并在用人的同时加强规范化培训和继续教育，以适应医院的发展。

## 二、影响护理人力资源配置的因素

1. **工作量和工作质量**　工作量主要受床位数、床位使用率、床位周转率等因素影响；工作质量与护理业务范围的广度和技术难度有关，不同类型与级别的医院、不同护理方式、不同护理级别病人所要求的护理质量标准不同。

2. **人员素质**　人员数量的多少与人员的素质密切相关，使用技术、品德、心理素质较高的护理人员，有利于提高工作质量和效率。

3. **人员比例和管理水平**　医院内各类人员的比例、护理系统的管理水平以及与其他部门的相互协调，直接影响护理工作的效果和对护理人员的编设。

4. **工作条件**　不同地区、不同自然条件的医院，以及医院的建筑、布局、配备和自动化设备等均是影响人力资源配置的因素。

5. **政策法规**　一些政策法规，如公休日、产假、病事假、教育培训等方面的政策法规，也可影响护理人员配置。

6. **社会因素**　医院在社会中的地位、医疗保险制度和护理对象的经济状况、社会背景等都会影响护理人员配置。

## 三、护理人力资源配置的计算法

1. **工作量配置法**　是以医院各科室工作岗位的实际工作量，员工的工作效率、工作班次、出勤率为依据，确定人员编制的方法。**这种方法适用于住院部医疗技术人员的定编**，并与床位的多少及床位使用率有关。

实际工作量是以完成护理工作任务所需耗费的工时确定。通过直接或间接进行工时测定确定实际工作量，再进一步计算出编制人数和设置比例。

工时测定即对完成某项护理工作任务全过程的每一环节必须进行的程序和动作所耗费时间的测定。护理工时测定可以在本医院进行，也可利用国家规定的标准工时表或其他单位已测定的平均工时表间接推算劳动量。测定中还应注意各类病人所需护理项目及其分类问题，根据护理质量标准要求，各类病人所需护理项目分为直接护理项目和间接护理项目。直接护理项目是每日面对面直接为病人提供护理服务的护理活动，如晨间护理，肌内注射，输液等。间接护理项目是为直接护理做准备的项目，以及沟通协调工作（会议、交接班、书写记录等）所需要的护理活动。如参加医师查房、处理医嘱、输液及注射前的准备工作、请领和交换物品、交班等。应对直接护理和间接护理项目分别测定所需时间。

在对每一项护理操作或任务项目测定的基础上，还要根据分级护理（一、二、三级护理及特级护理）要求的护理内容，测定各级护理中每名病人在24小时内所需的平均护理时数，依此计算工作量。

例：某病房病人总数为40人，其中一级护理9人，二级护理16人，三级护理15人。经测定，各级护理中每名病人在24小时内所需的平均护理时数分别为5.5小时、3小时、1小时。按一个病房40张病床测算，一日间接护理项目所需时间为20小时。

①病房各级病人护理时数的总和＝5.5×9+3×16+1×15+20=132.5小时

②平均护理时数＝各级病人护理时数的总和/该病房病人总数

即：该病房平均护理时数＝（5.5×9+3×16+1×15+20）/40≈3.31（小时）

按工作量计算护理人员编制，计算公式为：

**应编护士数＝（病房床位数×床位使用率×平均护理时数）/（每名护士每日工作时间+机动数）**

公式中：

床位使用率＝占用床位数/开放床位数×100%

以某医院内科病房为例，有床位40张，床位使用率为90%，平均护理时数为3.3小时，每名护士每天工作8小时。机动编制数占20%。

应编护士数=40×90%×3.3/8×（1+20%）=17.82人

即该医院内科病房护士的编制数为18人。

说明：①床位使用率一般按医院实际情况计算；②机动数包括公休假及婚丧、探亲、病、事、产假等因素。也应按医院实际情况计算（1978年原卫生部《综合医院组织编制原则试行草案》文件规定，一般按17%～25%计算）。

2. 比例配置法　指按照医院的不同规模，通过床位与护士数量的比例（床护比）、护士与病人数量的比例（护患比）来确定护理人力配置的方法。根据国家卫生健康委员会制定的《医疗机构专业技术人员岗位结构比例原则》，**医院中高级、中级、初级员工的比例**一级医院为1：2：（8～9）；二级医院为1：3：8；**三级为1：3：6**。《三级综合医院评审标准（2011年版）》规定，三级医院临床一线护士占护士总数至少≥95%，**病房护士总数与实际床位比至少达到0.4∶1，重症监护室护士与实际床位比不低于（2.5~3）∶1，手术室护士与手术间比例不低于3∶1，医院在岗护士至少达到卫生技术人员的50%。** 2012年，《原卫生部关于实施医院护士岗位管理的指导意见》指出：**"普通病房实际护床比不低于0.4∶1，每名护士平均负责的病人不超过8个，重症监护病房护患比为（2.5~3）∶1，新生儿监护病房护患比为（1.5~1.8）∶1。**

## 四、护士层级管理

### （一）护士层级管理的概念

**护士层级管理**是按照护士实际工作能力**将护士分层分级，赋予不同层级相应的职责范围、培训内容、绩效方案、考核标准、晋级标准。** 通过对护士进行分层次管理，充分体现管理的能级对应原则，最大限度发挥各层级护士的潜力和自身价值。护士层级体系包括层级结构、晋级条件、晋级程序、激励方案4个要素。

### （二）护士层级管理的作用

1. **提高工作满意度，降低护士流失率**　护士层级管理可以充分发挥不同层次护士的作用，做到人尽其才，才尽其用，按职取酬，提高护士满意度，降低护士离职倾向。

2. **持续改进护理质量，提高病人满意度**　根据病人病情，安排相应能力的护士完成照护工作，是对"以病人为中心"的优质护理服务的良好诠释，可以为病人提供高效、优质、全面、贴切的人性化护理，提高护理质量和病人满意度。

3. **避免护理人力浪费，降低护理风险**　护士层级管理划分了不同层级护士所承担的工作，可使不同层级的护士从事与之能力相适应的护理工作，实现护士能力与护理工作难易程度的匹配。

4. **促进护士专业成长，提高临床护理能力**　护士层级管理有利于护士更好地对自身能力做出定位，明确自己的职业成长路线，确立职业进阶目标，是促进护士专业成长、提高护理能力的一种有效方法。

## 五、护理人员的排班

### （一）排班原则

1. **满足需求原则**：以病人需要为中心，确保24小时连续护理，保证各班次的护理人力能够完成当班的护理活动，同时重视护士需求，实现人本管理。

2. **结构合理原则**：根据病人情况，护士数量、水平等进行组合，**做到新老搭配、优势互补**，使各班次能够处理临床疑难问题，保证病人安全。

3. **效率原则**：以护理工作量为基础，结合病房当日实际开放床位数、病人危重程度、手术人数、床位使用率、当班护士实际工作能力等对本病区护理人力进行弹性调配，在保证护理质量的前提下有效运用人力资源。

4. **公平原则**：根据护理工作的需要，合理安排各班次和节假日值班护士，做到一视同仁，公平对待。

5. **分层使用原则**：对科室护士实行分层次使用，从职业成长和发展规律的角度保证护理人才培养和临床护理质量。

## （二）排班的类型

1. **集权式排班** 排班者为护理部或科护士长，主要由护理管理者决定排班方案。**优点**：管理者掌握全部护理人力，可依各部门工作需要，灵活调配人员；**缺点**：对护理人员的个别需要照顾少，会降低工作满意度。

2. **分权式排班** 排班者为病区护士长。**优点**：管理者能根据本部门的人力需求进行安排，并能照顾护士的个别需要；**缺点**：无法调派其他病区的人力，且排班花费的时间较多。

3. **自我排班** 由病区护理人员自己排班，可激励护理人员的自主性，提高工作满意度。**优点**：①提高护理人员的积极性；②提高团体凝聚力；③护士长与护理人员关系融洽；④护士长节省排班时间。缺点：与分权式排班类似。

## （三）影响排班的因素

1. **医院政策** 排班与人员编设数量、群体结构组成密切相关，受医院相关政策影响。

2. **护理人员素质** 护理人员的教育层次、工作能力、临床经验等均是排班时需考虑的因素。

3. **护理分工方式** 不同的护理分工方式，人力需求和排班方法也不同。

4. **部门的特殊需求** 监护病房、手术室、急诊等护理单元有其特殊性，人员需求量和排班方法也不同。

5. **工作时段的特点** 每天24小时的护理工作量不同，白班工作负荷最重，小夜班、大夜班依次减轻，人员安排也由多到少。

6. **排班方法** 因医院政策、人力配备、工作目标和管理方式不同，排班方法也不同。

## （四）排班方法

（1）**周排班法**：以周为周期的排班方法。特点是安排周期短、有灵活性，能根据具体需要动态调整。缺点是周排班法费时费力，且频繁的班次轮转使**护士对住院病人病情缺乏连续性了解**。

（2）**周期性排班法**：又称循环排班法，一般以四周为一个排班周期。特点是**排班模式相对固定，每位护士可提前做好个人安排，在满足护理工作的同时兼顾了个人需要**。这种排班方法适用于病房护士结构合理稳定，病人数量和危重程度变化不大的护理单元。

（3）**弹性排班法**：是在周期性排班的基础上，根据临床护理人力和病人病情特点、护理等级比例、床位使用率等，**增加工作高峰时间人力，减少工作低峰时间人力，各班次人力合理配置**。该排班方法实现班次弹性和休息弹性。

（4）**小时制排班法**：为保持护理工作的连续性，根据各班次工作时间长短配置人力。可分为8小时制（早班、中班、夜班各8小时）、10小时制（每周工作4天，每天工作10小时）、12小时制（白班、夜班各12小时）和24小时制。

（5）**APN连续性排班法**：将一天24小时分为连续不断的3个班次，即A班（早班，8：00～15：00或7：30～15：30）、P班（中班，15：00～22：00或15：00～22：30）、N班（夜班，22：00～8：00），并对护士进行分层级管理，各班时间可根据科室特点进行调整。**APN排班的优点**：①减少了交接班次数及交接班过程中的安全隐患。②加强了P、N班薄弱环节中的人员力量，降低了安全隐患。③A班和P班均由高年资护士担任组长，对疑难、危重病人的护理把关，保证了护理安全。④有利于护士更好地安排工作、生活，避开上下班高峰。⑤增强了护理工作的连续性，有利于服务病人。缺点：①夜班时间较长，护士可能疲劳。②不适用于护理人力资源不足的科室。

# 第三节　培训与开发

## 一、护理人员的培训

### （一）新入职护士规范化培训

培训采取**理论培训和临床实践相结合**的方式，包括**基础理论、基本知识和基本技能**。**基础培训**包括基本理论知识及常见临床护理操作技术培训，**培训时间为2周至1个月**，**专业培训**包括各专科轮转培训，**培训时间为24个月**。培训方法可采用课堂讲授、小组讨论、临床查房、操作示教、情景模拟、个案护理等。

### （二）临床护士的规范化培训

不同层级护士进行分层培训，以临床需求为导向，加强临床能力建设，提升护士岗位胜任力，拓展专业发展空间。

1.**医院院内培训方法**

（1）**自学**：指定自学内容，提出明确要求，利用业余时间自学。

（2）**临床实践**：床边教学，结合临床实际讨论护理理论、专科知识、解决病人的护理问题和示范操作。

（3）**定期查房**：结合病例讨论护理诊断、治疗原则、护理计划及目标等。

（4）**专题讲座**：组织全院或分科、分病区进行。

（5）**读书报告会**：由护理人员个人汇报学习体会，相互交流。

（6）**短期培训班**：如急救培训班等。

（7）**实际操作训练**：护理技术操作可采取示范、练习、定期考核等方法。

（8）**科室轮转**：护士通过多科实践扩大知识和技能的掌握范围。

2. **院外培训方法**　①全脱产学习；②业余大学培训；③各学会专科护士培训；④自学高考；⑤网络及远程教育培训；⑥国内外进修、参观及学术交流。

## 二、护理人员的继续教育

**继续护理学教育**是继新入职护士的规范化培训之后，以**学习新理论、新知识、新技术和新方法为主**的一种终身性教育。继续护理学教育实行学分制，分为Ⅰ类学分和Ⅱ类学分。

（1）Ⅰ类学分项目：①国家卫生健康委员会审批认可的国家教育项目；②省、市审批认可的继续教育项目；③国家卫生健康委员会继续教育委员会专项备案的继续教育项目。

（2）Ⅱ类学分项目：①自学项目；②其他形式的继续教育项目。

2. 学分制管理　护理技术人员每年参加继续护理学教育的**最低学分为25学分**。

## 三、护理人才的培养

### （一）护理人才的类型

主要包括护理管理人才、护理教育人才、临床护理专家三种类型，分为普通、优秀、杰出三个层次。

### （二）护理人才的结构

1. **个体结构**　①**品德结构**：包括思想品德、伦理道德和心理品质；②**知识结构**：包括基础知识、专业知识、哲学知识以及各类知识的相互联系；③**智能结构**：智能是智力和能力的总称。智力结构由观察力、记忆力、想象力、思考力、实践能力五大要素构成；能力结构由获取知识的能力、表达能力、实际操作能力、组织管理能力、科学研究能力和创新能力等组成。

2. **群体结构**　是指某系统内构成群体的诸因素及其相互关系。主要有：①**专业结构**：指护理系统内护理人员的比例构成和相互关系。②**能级结构**：指护理人员中不同学历和能力级别的比例和相互关系。**合理的人才能级结构由高级人才、中级人才和初级人才按适当比例构成，这个比例应是"金字塔型"**。③**年龄结构**：指护理系统内不同年龄护理人才的比例构成。④**智能结构**：人才按智能结构分为再现型、发现型和创造型三类。再现型人才善于积累知识，并能有效再现；发现型人才能在前人经验的基础上有所前进、提高；创造型人才善于突破和创新。

# 第六章 领 导

**统领全局—考试大纲**

1. 掌握领导的概念、作用。
2. 掌握领导权力与影响力。
3. 了解领导工作的原理与要求。
4. 熟练掌握领导理论及应用。
5. 掌握授权的概念、意义及原则。
6. 了解授权的步骤。
7. 了解激励的概述。
8. 掌握激励理论与应用。
9. 了解激励艺术。

**考点导航**

## 第一节 概 述

### 一、领导的概念及作用

#### （一）领导的概念

领导是指管理者通过影响下属实现组织和集体目标的行为过程，目的是使下属心甘情愿地为组织目标而努力。上述定义包括三个要素：①领导者必须有下属或追随者；②领导者应拥有影响追随者的能力或力量；③领导的目的是通过影响下属而达到组织目标。

#### （二）领导的作用

1. **指挥作用** 领导者能帮助人们认清所处形势，指明活动的目标和达到目标的途径。

2. **协调作用** 协调各种关系，解决各方面矛盾，使整个组织和谐一致，使组织成员的工作同既定目标保持一致。

3. **激励作用** 领导者为员工排忧解难，激发和鼓舞斗志，发掘、充实和加强员工积极进取的动力。

## 二、领导的权力与影响力

### （一）领导权力

领导权力既是一种控制力又是一种影响力。

1.**用人权** 领导者有权对下属按德、勤、能、绩进行考察，聘任或免去其职务。

2.**决策权** 领导者有权确定组织目标和实现目标的途径。

3.**指挥权** 领导者在日常工作和突发事件中，**有权调度人、财、物、时间和信息，以达到最有效利用**。

4.**经济权** 领导者有权支配自己范围内的财物，以更合理地使用物力、财力、开源节流、减少消耗、增加效益。

5.**奖罚权** 领导者对下属拥有奖励和处罚的权力。

### （二）领导影响力

影响力是指一个人在与他人交往中，影响和改变他人心理与行为的能力

1.**权力性影响力** 权力性影响力是**组织正式授予而获得、通过职权体现**。权力性影响力的构成因素：

（1）**传统因素**：是建立在人们对领导者传统认识基础上的历史观念。

（2）**职位因素**：是与领导者在组织中的职务及地位相关、以法定权力为基础的力量。

（3）**资历因素**：资历深浅在一定程度上决定着影响力。人们往往尊重资历较深的领导者。

2.**非权力性影响力** 非权力性影响力是**由领导者个人素质和现实行为形成的自然性影响力**。非权力性影响力的构成因素：

（1）**品格因素**：主要包括道德、品行、人格和作风等方面。具有优秀品格的领导者会产生巨大感召力和吸引力，使下属产生敬爱感。

（2）**才能因素**：一个有才能的领导者会给组织带来成功，使人产生敬佩感。敬佩感是一种心理磁力，会吸引人自觉接受领导。

（3）**知识因素**：领导者掌握的丰富知识和技术专长更易赢得被领导者的信任。由知识构成的影响力是一种威信，可增强下属对领导者的信任感。

（4）**感情因素**：感情是人对客观事物好恶倾向的内在反映。领导者与下属建立良好感情，可使其产生亲切感，增大相互之间的吸引力，影响力也相应增大。

温馨提示：权力性影响力是指领导职位所赋予的影响力，非权力性影响力是指个人魅力，与领导职位无关，如人的品格、才能、知识和情感因素。

3.权力性影响力和非权力性影响力的特点

（1）**权力性影响力**：①对下属的影响具有强迫性，不可抗拒性；②下属被动服从，激励作用有限；③不稳定，随地位变化而改变；④靠奖惩起作用。

（2）**非权力性影响力**：①影响力持久，可起潜移默化作用；②下属信服、尊

敬，激励作用大；③比较稳定，不随地位而变化；④对下属态度和行为的影响起主导作用。

## 三、领导工作的原理

**1. 指明目标原理**　让全体成员充分理解组织目标和任务是领导工作的重要组成部分。

**2. 协调目标原理**　个人目标与组织目标协调一致，人们的行为就会趋向统一，从而实现组织目标并取得成效。

**3. 命令一致性原理**　领导者在实现目标过程中下达的命令越一致，个人在执行命令中发生的矛盾就越小，越易于实现组织目标。

**4. 直接管理原理**　上级与下级的直接接触越多，所掌握的各种情况就会越准确，从而使领导工作更加有效。

**5. 沟通联络原理**　上级与下级之间进行及时、准确、有效的沟通，使整个组织成为一个真正的整体。

**6. 激励原理**　上级应了解下级的需求和愿望并给予满足，以调动下级积极性。

## 四、领导理论及应用

### （一）领导方式理论

领导方式是领导者进行活动时对待下属态度行为的表现。

**1. 专权型**　是指领导者个人决定一切，布置下属执行。特点：权力定位于领导者，很少听取下属意见。

**2. 民主型**　是指领导者发动下属讨论，共同商量，集思广益，然后决策，要求每个人各尽所能，各施其长，分工合作。

**3. 放任型**　是指领导者给予每个成员高度自主权，只对下属提出工作目标，但对下属完成任务的活动不加干涉，除非下属要求，不做主动指导。

### （二）领导行为四分图理论

该理论提出了"关心人"和"关心生产"两大主要刻画领导行为的因素，形成了领导行为的关心人维度和关心生产维度，两个维度组合构成了4种基本领导风格。

**1. 高任务低关心人**　注重工作任务和目标完成，严格执行规章制度，建立良好的工作秩序和责任制，但不注意关心爱护下属，不与下属交流信息和感情，是较为严厉的领导者。

**2. 高任务高关心人**　对人的关心和对工作的关心放在同等重要的位置，严格执行规章制度，建立良好的工作秩序和责任制，同时关心爱护下属，经常与下属交流信息和感情。

**3. 低任务高关心人**　注重关心爱护下属，经常与下属交流信息，与下属感情融洽、重视营造和谐氛围。但对工作任务关心少，执行规章制度不严格。

4. 低任务低关心人　既不关心人也不重视工作，不关心爱护下属，也不执行规章制度，工作无序、效率低下。

## （三）管理方格理论

该理论在领导行为四分图理论的基础上，将关心人和关心生产维度进行了程度划分，纵横各分为9个等份，组合成81种领导风格，其中有5种典型领导风格。

1. 协作式管理　即9.9型管理。领导者对生产和人都极为关心，既重视组织的各项任务，又能通过激励、沟通等手段，建立良好的人际关系。这是最理想有效的领导类型。

2. 权威式管理　即9.1型管理。领导者十分关注任务完成，很少注意组织成员的发展和士气，能保证工作效率，但不关心人。

3. 俱乐部式管理　即1.9型管理。领导者对人高度关心，关心组织成员的需求是否得到满足，重视人际关系，努力创造友好的组织气氛，但对生产很少关心，很难保证实现目标。

4. 贫乏式管理　即1.1型管理。领导者对工作和人都不关心，只是将上级的指令传达给下级，以最小的努力来完成任务和维系组织人际关系。

5. 中庸式管理　即5.5型管理。领导者对工作和人都有适度的关心，保持工作与满足人的需要之间的平衡，维持一定的工作效率与士气。这类领导者往往创新性不足，满足于维持现状。

## （四）领导生命周期理论

领导生命周期理论又称情景领导理论，它认为最有效的领导风格应随员工"成熟度"变化而变化。成熟度是指个体完成某一具体任务的能力和某一意愿的程度。随着下属由不成熟走向成熟，领导行为应按下列程序逐步推移：高工作与低关系→高工作与高关系→低工作与高关系→低工作与低关系。根据下属的成熟度，工作行为与领导行为构成了四个阶段。

1. 高工作、低关系　领导者对不成熟的下属采取指令性工作，并加以指导、督促、检查。

2. 高工作、高关系　领导者对初步成熟的下属给予说明、指导和检查；除安排工作外，还重视对下属的信任和尊重，增加关系行为的分量。

3. 低工作、高关系　领导者对比较成熟的下属，与其共同决策，采取适当授权、参与管理的方式。

4. 低工作、低关系　领导者对成熟的下属，采取高度信任、充分授权，提供极少的指导与支持，使下属人尽其才，才尽其用。

温馨提示：考生应能理解"工作"与"关系"的具体含义。关心工作是指领导以工作任务为中心，强调组织目标的实现，关心人是指领导关注下属的需要，乐于同下属建立信任和相互尊重的关系。对不成熟的护士，护士长关心工作，对成熟的护士，护士长关心人。

### （五）路径–目标理论

该理论认为，领导的主要职能是帮助下属达到目标，并提供必要的指导和支持，以确保他们各自的目标与组织总体目标相一致；领导者的效率以能激励下属达到组织目标并在工作中使下属得到满足的能力来衡量。

1. 领导风格　该理论确定了4种领导风格：指导型领导、支持型领导、参与型领导、成就导向型领导。

2. 权变因素　影响选择领导风格的情境因素有：①下属的个人特点；②工作场所的环境特点。

3. 领导风格与情境因素的匹配　当下属认为自己能力不强，则喜欢指导型领导方式；相信内因决定事情成败的人更喜欢参与型领导方式，相信外因决定事情成败的人则愿意采取指导型领导方式。当任务结构明确时，领导者宜采用支持型领导风格。当任务结构不明确时，参与型领导风格效果更佳。

# 第二节　授　权

## 一、授权的概念

授权是指在不影响领导者原有工作责任的情形下，将职责范围内的某些任务改派给下属，并给予执行过程中所需要的职务权力。

## 二、授权的原则

1. **明确目标**　授权者需要向被授权者阐明目标，使被授权者在目标指引下开展工作。

2. **合理授权**　授权程序、途径必须符合组织规定。

3. **以信为重**　授权要充分信任下属，给予下属适当的自主权，但也要有监控、指导和帮助。

4. **逐级授权**　将自身职务权力范围内的权力授予直接下属，不能越级授权。

5. **带责授权**　授权必须分配对等的责任，是下属有权履行相应的职责。但管理者是责任的主要承担者，要主动推功揽过。

6. **适度授权**　管理者要根据工作任务的性质和难度，兼顾下属的工作能力，选择适当的任务进行授权。这是授权最根本的准则。

7. **授中有控**　授权不是放权，授权之后要对被授权者实施有效指导、检查和监督，做到权力能放、能控、能收。

8. **宽容失败**　宽容下属的失败，同下属一起承担责任，分析原因，总结教训。

### 三、授权的过程

1. **选择需要授权的工作** 在个人职权范围内，认真分析任务内容、时间、主要责任、权力范围、环境条件、下属能力等，确定授权任务。

2. **确定授权对象** 充分考虑授权对象的能力和意愿，以保证授权对象有能力和动力完成任务。

3. **落实授权内容** 向下属说明任务范围、工作要求、时间进度、权力范围、责任、考核标准等，明确上级提供的支持和指导。

4. **为被授权者排除工作障碍** 做到：①授权前应有技巧地提醒被授权者在工作过程中可能遇到的困难，使其有充分的心理准备；②授权时充分考虑授权的原则，按原则给予授权；③授权后进行必要的控制。

5. **授权后的监督与跟踪** 建立执行授权工作情况的反馈系统，以监控被授权者的工作进度，发现偏离目标时及时纠正偏差。如出现原则性错误要及时收回权力。

6. **评价授权效果** 按预定的工作标准定期进行质量评价，完成任务后进行验收，并将评价结果与奖罚、晋升、提职等挂钩。

# 第三节  激  励

## 一、激励概述

### （一）激励的概念

激励指的是激发人动机的心理过程，即通过激发人的动机，使被激励者产生一种内在动力，向所期望的目标前进的心理活动过程。激励是指利用外部诱因调动人的积极性和创造性，影响人的内在需求或动机，从而加强、引导和维持行为的活动过程。

### （二）激励的作用

哈佛大学维廉－詹姆士通过对员工激励的研究，提出以下公式：**工作绩效＝f·（能力×激励）**

在能力不变的条件下，工作绩效的大小取决于激励程度高低。激励程度不断提高，工作绩效就会愈来愈大；激励程度低，工作绩效也会随之下降。

激励的作用：①调动护理人员的工作积极性，提高组织绩效；②发挥人的能动作用；③增强组织凝聚力；④形成良好的竞争氛围。

### （三）激励的过程

1. **洞察需要** 是激励机制的源头。只有未满足的需要才能成为激励的切入点。

2. **明确动机** 是激励机制的前提。动机是指推动人们进行各种活动的愿望和理想，是行为的直接原因。

3. **满足需要**　**是激励机制的核心**。满足人的需要，实际上就是统一个人目标和组织目标。

4. 激励与反馈、约束相互补充　激励的结果需要在反馈过程中加以明确，从而为领导者的递进式激励提供必要信息；激励须与约束结合，才能有效发挥其功用。

## 二、激励理论及应用

### （一）需要层次理论

需要层次理论由美国社会心理学家<u>亚伯拉罕·马斯洛</u>提出。马斯洛把人的各种需要归纳为五大基本需要。

1. <u>生理需要</u>　是人类最原始的基本需要，如衣、食、住、用、性，即<u>人类繁衍的最基本的物质需要</u>。

2. <u>安全需要</u>　是指对人身安全、就业保障、工作和生活的环境安全、经济保障等的需求。

3. <u>爱与归属的需要</u>　是指人们希望<u>获得友谊、爱情和归属的需要</u>，希望与他人建立良好的人际关系，希望得到别人的关心和爱护。

4. <u>尊重需要</u>　即<u>人的自尊、尊重别人和被别人尊重的心理状态</u>。尊重需要包括自尊心、自信心、威望、荣誉、表扬、地位等。

5. <u>自我实现的需要</u>　是指促使自己潜能得到最大限度发挥，使自己的理想、抱负得到实现的需要。<u>这是人最高层次的需要</u>。

在马斯洛看来，生理、安全、爱与归属感是基础需要；尊重、自我实现是高层次需要。只有基础层次需要满足之后，高层次需要才会出现。

### （二）<u>激励-保健理论</u>

激励-保健理论简称双因素理论，由美国心理学家<u>弗德里克·赫兹伯格</u>提出。<u>他提出影响人们行为的因素包括保健因素和激励因素</u>。

1. <u>保健因素</u>　是指<u>与人们不满情绪有关的因素，是属于工作环境或工作关系方面的，如组织政策、人际关系、工作条件</u>等。若保健因素处理不好，就会引发员工的不满情绪。但这类因素并不能对员工起激励作用，只能起到保持人的积极性，维持工作现状的作用。故保健因素又称"维持因素"。

2. <u>激励因素</u>　是指<u>与人们的满意情绪有关的因素，是属于工作本身或工作内容方面</u>，如工作再现机会和工作带来的愉快感、成就感，对未来发展的期望等。若激励因素处理得好，能够使人们产生满意情绪；若处理不当，就不能产生满意感，但也不会导致不满。

*温馨提示：激励因素就是自己对工作本身是否感兴趣，保健因素是工作以外的*

因素，如工资待遇、工作环境等。

### （三）行为改造理论

行为改造理论认为激励的目的是改造和修正行为。它研究如何通过外界刺激对人的行为进行影响和控制。

1. **强化理论**　该理论认为，人们为达到某种目的，都会采取一定的行为，这种行为将作用于环境。当行为结果对他有利时，行为就重复；当行为结果对他不利时，行为就会减弱或消失。根据强化的目的，**强化分为正强化（肯定、表扬、晋升等）和负强化（批评、处分、降级等）**。

2. **归因理论**　归因理论认为，人的行为的发生或多或少与自身内部原因和外界环境因素有关。**美国心理学家维纳将成功与失败归因为四种可能性：①能力；②努力；③任务的难度；④机遇**。不同的人对成功和失败有不同的归因，并导致不同情绪反应和行为表现。

### （四）公平理论

由美国心理学家**亚当斯**在1963年首先提出，也称为社会比较理论。基本观点：当一个人做出成绩并取得报酬后，他不仅关心自己所得报酬的绝对量，而且关心自己所得报酬的相对量。因此，要进行种种比较来确定自己所得报酬是否合理，比较的结果将直接影响今后工作的积极性。

### （五）期望理论

期望理论由美国**维克多·弗隆姆**于1964年提出。该理论认为，某一活动对某人的激励力取决于他所能得到的成果的全部期望价值与他认为达到该成果的期望概率。用公式表示就是：

$$M = V \times E$$

式中：M表示激励力，指调动一个人的积极性、激发出人的内部潜力的强度；V表示效价，指某项活动成果所能满足个人需要的程度；E表示期望值，指一个人根据经验判断的某项活动导致某一成果可能性的大小，即概率，数值在0～1之间。

### 三、激励艺术

激励艺术是领导艺术的重点，是激励的执行者在实施奖惩的过程中，创造性运用激励理论和方法，为最优化、最经济、最迅速地实现激励目标，所提供的各种技巧和能力。激励艺术包括以下几个方面。

1. **了解人的真实需要**　需要是激励的起点，是人们行为产生的原动力，也是提高人们积极性的原动力。人的需要既有物质的需要，又有精神的需要；既有合理的需要，也有不合理的需要。在这些需要中总有一种优势需要占主导地位，起支配作用。**领导激励的切入点应放在合理需要和优势需要上**。

2. **把握激励的最佳时机**　人的情绪具有积极性和消极性，积极情绪可使人精神振奋，热爱工作；而消极情绪会使人精神萎靡，厌倦工作。这两种情绪都具有情境性、短暂性和时效性的特点，领导者要及时把握激励的最佳时机，积极引导员工将消极情绪转化为积极情绪。

3. **防止激励效应弱化**　激励效应弱化的主要原因：①奖惩过滥，弱化了激励的吸引力和威慑力；②奖惩不兑现，弱化了人们对激励的信任度和积极性；③激励措施不合理，缺乏科学性和可行性；④奖惩凭长官意志，缺乏公平性。护理管理中常用的激励方法：①努力促成人与人之间的相互信任；②让下属发现解决问题的方法；③通过密切接触激励下属；④用欣赏的眼光发现下属的优点；⑤用适当的沟通进行激励；⑥个性化管理：领导者应随时关注员工的思想变化，用不同的方式满足下属合理的优势需求。

# 第七章　组织沟通

**统领全局—考试大纲**

1. 掌握沟通的定义、过程。
2. 了解组织沟通的形式、作用。
3. 了解沟通障碍(发送者的障碍、接收者的障碍、沟通通道的障碍)。
4. 了解有效沟通的要求。
5. 掌握有效沟通的原则和方法。
6. 了解有效沟通的策略。
7. 熟练掌握谈话的技巧、训导的技巧、组织会议的技巧。

**考点导航**

## 第一节　组织沟通概述

### 一、沟通的定义、过程

#### (一)沟通的定义

沟通是指可理解的信息在两个或两个以上人群中传递或交换的过程。

#### (二)沟通过程

1. **信息源**　指发出信息的人。
2. **编码**　发送者将这些信息译成接收者能够理解的符号,如语言、文字、图表、照片、手势等,即信息。
3. **传递信息**　通过某种通道(媒介物)将信息传递给接收者。
4. **解码**　接收者将通道中加载的信息翻译成他能够理解的形式。解码过程包括接收、译码和理解三个环节。
5. **反馈**　接收者将其理解的信息再返回给发送者,发送者对反馈信息加以核实和做出必要修正。

### 二、组织沟通的形式

#### (一)按沟通的组织系统分类

1. **正式沟通**　是一种按照组织设计的结构系统和信息流动的渠道等进行的沟

通，是组织沟通的主要形式，如组织内的文件传达、组织间的公函来往等。**优点：沟通效果好，具有权威性，约束力强，易于保密**。**缺点**：需要依靠组织系统层层传递、较为刻板，沟通速度慢，也存在信息失真或扭曲的可能。

2. **非正式沟通** 是指正式沟通渠道以外进行的信息传递和交流。其沟通对象、时间及内容等未经计划和确定，是基于组织成员感情和动机需要而形成，**最典型的就是小道消息**。**优点：沟通方便，内容广泛，形式灵活，直接明了且速度快，容易及时了解到正式沟通难以提供的内幕消息**。缺点：传递信息容易失真、不确切、难以控制，并有可能形成小集团和小圈子，影响员工关系和组织凝聚力。

### （二）按沟通方式分类

1. **口头沟通** 是日常生活中最常用的沟通方式，主要包括面对面交谈、口头汇报、会谈、演讲、讨论等。

2. **书面沟通** 是通过图表、文字的表达形式进行沟通，包括通知、文件、报告、信件、备忘录、书面汇报等。

3. **非语言沟通** 是指通过身体动作、面部表情、语气语调、空间距离等来传递信息的过程。

4. **电子媒介沟通** 是借助现代电子通信技术信息传递的过程，包括电子邮件、手机短信、电话、视频等。

### （三）按沟通方向分类

1. **上行沟通** 是指下级向上级传递信息，如下级向上级请示工作、汇报进展、反映意见等。

2. **下行沟通** 是指上级向下级传递信息，如分配工作任务、发出指示、规章制度传达、政策讲解等。下行沟通是组织中最重要的沟通形式。

3. **横向沟通** 是指组织结构中同一层次的人员或部门之间进行的沟通，包括群体内部同事之间、部门之间的沟通。

4. **斜向沟通** 是指组织内部既不属于同一隶属关系，又不属于同一层级之间的信息沟通，如学院教师与医院病房护士长就学生实习事宜进行沟通。**斜向沟通的优点是能使沟通线路和信息传递时间大大缩短**，缺点是易在部门之间产生冲突。

## 三、组织沟通的作用

1. **联系与协调** 沟通是员工之间、部门之间联系与协调的基本途径和方法，有效沟通可使组织内部与外部之间协调一致，形成一个有机整体。

2. **激励** 沟通是领导者激励下属，实现领导职能的基本途径。一方面，领导者了解员工需求须通过沟通来实现。另一方面，有效沟通可让员工谈自己的看法、建议，最大限度满足员工自我实现的需求，从而激发他们的积极性和创造性。

3. **改善人际关系** 组织间、员工间的交流有助于满足员工心理需要，改善人际关系，使员工产生强烈的归属感。

4. **创新** **沟通是组织创新的重要来源**。有效的沟通能使管理者发现问题并获得宝贵建议，员工的参与是组织创新的巨大动力。在沟通过程中，沟通者相互启发、相互讨论、共同思考，往往能激发出新的创意。

5. **控制** **有效控制的前提是信息的获取**，信息沟通为控制提供了基本前提和改善控制的途径。

# 第二节　沟通障碍

沟通障碍是指在组织沟通过程中，由于某些原因或因素导致沟通失败或无法实现沟通目的。

## 一、发送者的障碍

1. **目的不明，导致信息内容的不确定性**　发送者在信息交流之前须有一个明确的目的，即"我要通过什么通道，向谁传递什么信息，并达到什么目的"。

2. **表达模糊，导致信息传递错误**　若发送者口齿不清、语无伦次、闪烁其词或词不达意等，都会造成信息传递失真，使接收者无法了解对方所要传递的真实信息。

3. **选择失误，导致信息误解的可能性增大**　对传送信息的时机把握不准，缺乏审时度势的能力，信息通道或对象选择失误，这些都会影响信息交流的效果。

4. **言行不当，导致信息理解错误**　使用语言和肢体语言（如手势、表情、体态等）表达同样的信息时，一定要相互协调，否则会使人感到困惑不解。

## 二、接收者的障碍

1. **过度加工，导致信息的模糊或失真**　接收者在信息交流过程中，有时会按照主观意愿对信息进行"过滤"和"添加"。现实生活中许多沟通失败的主要原因是接收者对信息做了过多加工，导致信息模糊或失真。

2. **知觉偏差，导致信息理解偏差**　人们在信息交流或人际沟通中，总习惯以自己为准则，对不利于自己的信息，视而不见、熟视无睹，甚至颠倒黑白，以达到防御的目的。

3. **心理障碍，导致信息阻隔或中断**　由于接收者在信息交流过程中曾受到过伤害和不良的情感体验，对信息发送者心存疑感，拒绝接收信息甚至抵制参与信息交流。

4. **思想观念上的差异，导致信息误解**　由于接收者认知水平、价值标准和思维方式上的差异，造成思想隔阂或误解，引发冲突，导致信息交流的中断以及人际关系破裂。

## 三、沟通通道的障碍

1. **选择不适当的沟通渠道**　有些重要的事情用口头传达效果不佳，接收者可能不重视。如重要病情不做详细记录，只简单口头描述，就会造成病情延误。

　　2. **几种媒介互相冲突**　如有时口头传达的精神与文件不符，造成矛盾。

　　3. **沟通渠道过长**　沟通渠道过长，中间环节多，信息在传递过程中有了改变，甚至颠倒。

　　4. **不合理的组织结构**　当组织结构设置不合理，管理层次过多，信息传递通路模糊，命令不统一，导致信息沟通效率低下。

# 第三节　有效沟通

## 一、有效沟通的要求

　　1. **及时**　沟通双方要在尽可能短的时间内进行沟通，并使信息发生效用。为此要做到：①**传送及时**：信息传递过程中尽量减少中间环节，用最短的时间传递；②**反馈及时**：接收者接到信息后及时反馈，方便发送者修正信息；③**利用及时**：双方要及时利用信息，避免信息过期失效。

　　2. **全面**　发送者在发出信息时应完整全面。

　　3. **准确**　准确的信息可充分反映发送者的意愿，使接收者正确理解信息。

## 二、有效沟通的原则

　　1. **准确性原则**　是管理沟通的基本原则。准确性原则指信息沟通所用的语言和传递方式能被接收者准确理解。

　　2. **及时性原则**　沟通双方在信息传递和交流过程中注意信息的时效性，做到信息及时传递，及时反馈。

　　3. **完整性原则**　完整性原则强调沟通过程的完整无缺。

　　4. **灵活性原则**　组织内的沟通形式应灵活多样，以产生最佳的沟通效果。

　　5. **互动性原则**　沟通是双向的交流过程，沟通双方应给予适当、及时、同步的反应，相互理解和尊重，保证沟通顺利完成。

　　6. **连续性原则**　沟通过程中保持沟通时间、沟通模式、沟通内容上的连续性。

## 三、有效沟通的方法

　　1. **创造良好的沟通环境**　方法有：①沟通中少用评价语言、**判断性语言**，多用描述性语言；②**沟通中表示愿意合作**，与对方共同找出问题，寻找解决方案，**决不能企图控制和改造对方**；③坦诚相待，设身处地为对方着想；④认同对方的问题和处境；⑤平等待人，谦虚谨慎；⑥**不急于表态和下结论**，保持灵活和实事求是的态度，鼓励对方反馈，耐心听取对方的说明和解释。

　　2. **学会有效地聆听**　有效聆听的要点：①少讲多听，不要打断对方讲话；②交谈轻松、舒适，消除拘谨不安情绪；③表示有交谈兴趣，不要表现出冷淡或不耐烦；④尽可能排除外界干扰；⑤站在对方立场上考虑问题，同情对方；⑥要有耐心，不要经常插话，打断对方谈话；⑦控制情绪，保持冷静；⑧不妄加评论和争论；⑨提出问题，显示自己充分聆听和求得了解的心境。

3. **强化沟通能力** 强化沟通能力的关键点：一是传达有效信息；二是上下言行一致；三是提高组织信任度。

4. **增强语言文字的感染力** 尽量使用通俗易懂的语言，使用接收者最易理解的语言。

5. **"韧"性沟通** 沟通中往往不能通过一次沟通就达到沟通目的，**需要经过多次反反复复地与一个对象进行沟通，这就是沟通的"韧"性**。

6. **重视沟通细节的处理** 沟通的细节包括声调、语气、节奏、面部表情、身体姿势和轻微动作等。一方面，管理者应给予对方合适的表情、动作和态度，并与所要传达的信息相匹配。另一方面，管理者给予对方的口头语言和身体语言应灵活机动以满足沟通对象的需要。

## 四、有效沟通的策略

1. **使用恰当的沟通方式** **"条条大道通罗马"，说的正是达成目标有多种途径**。面对不同的沟通对象或面临不同的情形，应采取不同的沟通方式。

2. **考虑接收者的观点和立场** 有效的沟通必须有"同理心"，能够感同身受，换位思考，站在接收者的立场，以接收者的观点和视野来考虑问题。

3. **充分利用反馈机制** 沟通时避免出现"只传递而没有反馈"的状况。

4. **以行动强化语言** 重视"言行一致"，语言上说明意图，只不过是沟通的开始，只有转化为行动，才能真正提高沟通效果。

5. **避免一味说教** 有效沟通是心灵交流。试图用说教的方式与人交往则违背了这个原则。

# 第四节　沟通在护理管理中的应用

## 一、人文关怀的理念

1. **人文关怀概述** "人文关怀"强调人的价值、尊严和人格完整，特别关心人的精神需求。它是沟通的重要思想基础，是加强与改善人际沟通的桥梁。

2. **沟通中有效实施人文关怀的策略** ①营造充满人性、人情味的工作氛围：**营造文化氛围是人文管理的前提**。②塑造良好的形象：仪表庄重、举止优雅、面带微笑，可增加下属的信任感。③正确运用移情：在关注和主动倾听的基础上，尽力理解和接受对方的感受和体验，并做出恰当反应。④注重语言沟通和非语言沟通技巧的应用。⑤体现原则性和灵活性的统一：以坚持原则为前提，体现制度面前人人平等，在某些特殊情况下又要灵活处理，体现人性化。⑥体现动机和效果的统一：既要体现对人格的尊重，又要体现工作的严格，并要注意批评和处罚的艺术。⑦不断完善知识结构，提高人文素养。

## 二、谈话的技巧

1. **做好谈话计划**　首先要确立谈话的主题；其次是时间和地点安排；三是发出合适的邀请；四是充分了解被邀谈话者的性格、态度、气质、经历、文化及对谈话的可能反应等。

2. **善于激发下级的谈话愿望**　管理者需注意态度、方式、语调等，并开诚布公，使下属愿意谈出内心愿望。

3. **善于启发下属讲真情实话**　真诚、及时、慷慨地赞美下属；讲究策略，顾全面子，间接批评下属；面对分歧正确对待，巧妙拒绝，勇敢道歉，力争双方满意。

4. **掌握发问技巧，善于抓住重要问题**　首先要为发问创造良好气氛，建立融洽关系，其次要多提开放性、引导性问题，尽量避免诱导性、歧视性问题。善于将谈话集中在主要内容及急于解决的问题上。

5. **善于运用倾听的技巧**　集中精力沟通并不容易，管理者需要改进倾听技巧。

## 三、训导的技巧

训导是指管理者为了强化组织规章制度，规范下属的态度、语言和行为，对下属进行的教育活动。**有效训导的方法：**

1. **以平等、客观、严肃的态度对待下属**　控制自己的情绪，不以开玩笑的方式指出问题。

2. **具体指明问题所在**　批评应有事实依据，指明违规日期、时间、地点、次数、事实行为，用准确的语言界定其过失及其后果。

3. **批评对事不对人，不要损害下属的尊严和人格。**

4. **允许下属表达自己对问题的看法和理解。**

5. **控制讨论**　对下属从自己角度出发陈述事实时必须进行控制。

6. **对今后如何防范错误提出建议，达成共识。**

7. **对于反复发生的错误逐步加重处罚。**

## 四、组织会议的技巧

1. **做好会议的计划工作**　明确会议的必要性，**确定会议议题**，安排会议议程，确定会议成员，安排会议时间，选择会议地点，准备会议资料，合理安排与会人员的食、住、行、医等。

2. **善于主持会议**　具体来说要把握4个要点：

（1）**紧扣议题：会议开始时，主持者简明扼要说明会议目的、议题、议程和要求，** 以便使与会者把注意力集中到会议的议题上来。

（2）**激发思维：** 主持者在会议上的讲话要有针对性，语言风趣、幽默、生动有力，激发与会者的思维，唤起他们的联想，产生共鸣。

（3）**引导合作：** 分歧的讨论或争论是产生成熟见解的基础。主持者应强调合作，不强调分歧，利用各种机会指出集体智慧大于个人智慧，一个好方案的产生离不开合作。

（4）**恪守时间**：保证准时开会、准时散会，这是主持人的威信、魄力和责任所在。

3. **做好会议的组织协调**　会议的组织协调应遵循的原则：①**明确的目的性**；②**及时的应变性**；③**果断的决策性**；④**适当的灵活性**。

4. **做好会议总结**　会议结束时尽量做出结论和解释。

## 五、发布指令

1. **发布指令前准备的技巧**　①**发布指令前广泛听取各方意见，避免指令不恰当**；②指令必须简洁、清晰明了，便于下属理解；③确定合适的发布对象；④如果指令是新的或难度较大的任务，应考虑是否需要培训或指导，以切实落实指令。

2. **确保指令有效传达的技巧**　指令发布后必须确认指令是否有效传达，技巧包括：①**让下属复述指令，确定下属理解指令**；②**在发布指令时向下属做出示范**；③**把握指令传达的关键环节，经常检查是否有遗漏和误解**。

3. 下属对指令不同态度的应对技巧　①认同：当下属认同指令时可适当授权，激励工作积极性；②不关心：当下属对指令持无所谓态度时，不要责备，了解下属关注的利益重心，引导下属将个人利益和组织目标相结合；③反对：当下属反对指令时，应积极沟通或对其进行训导，若无法改变其反对态度，可考虑将工作分配给他人。

## 六、护理查房

护理查房是临床护理工作中为了提高护理质量、护理管理及临床教学水平而采取的一种管理沟通方式，是病房开展业务学习、沟通病人病情和检查护理质量的主要方式。

1. **护理查房前准备的技巧**　①**明确查房目的、时间、地点、参加人员、主讲人、病人、记录人员、查房程序等**；②**选择合适的病人，并得到病人允许和配合，必要时请家属参加**；③**准备病历、相关疾病及护理知识，并为参加查房者推荐有关参考资料**。

2. 护理查房技巧　①查房内容以病人为中心；②床边查房时间不宜过长，避免在床边对病人进行过多评论及不必要的检查；③需要病人回避的内容，应选择合适的地点；④参加查房人员不宜过多；⑤引导讨论方向，调动参加者参与讨论的积极性，并在查房结束时做出总结与评价；⑥做好记录并妥善保存。

# 第八章　冲突与协调

1. 掌握冲突概述。
2. 了解冲突过程。
3. 熟练掌握处理冲突的方法。
4. 掌握协调的含义与作用。
5. 掌握协调的原则与要求。

考点导航

## 第一节　冲　突

### 一、冲突概述

#### （一）冲突的概念

冲突是由于某种差异引起的对立双方在资源匮乏时出现阻挠行为，并被感觉到的矛盾。包括三层含义：①必须有对立面，缺一不可；②为取得有限的资源而发生阻挠行为；③只有当问题被感觉时，才构成真正的冲突。

#### （二）冲突的分类

**1. 按冲突对组织绩效的影响分类**

（1）**建设性冲突**　是指冲突各方目标一致，实现目标的途径不同而产生的冲突，是对组织有积极影响的冲突。建设性冲突有利于良性竞争。

1）**特点**：①冲突双方关心共同目标的实现和现有问题的解决，争论的目的是寻求较好的方法解决问题。②冲突是以问题为中心，冲突双方愿意了解对方观点。③在争论过程中不断增加信息交流。

2）**积极作用**：①帮助组织或小组内部发现存在的问题，采取措施及时纠正。②促进组织内部与小组间公平竞争，提高组织工作效率。③防止思想僵化，提高组织决策质量。④激发组织内员工创造力，使组织适应外界环境变化。

（2）**破坏性冲突**　是指由于认识不一致，组织资源和利益分配不均，导致员工之间相互抵触、争执甚至攻击等，造成组织工作效率下降，并最终影响组织发展的冲突。

1）**特点**：①争论不再围绕解决问题展开，人身攻击时常发生，双方关注自己的观点是否取胜。②双方不愿听取对方意见，千方百计陈述自己的理由。③互相交换意见的情况不断减少，以致完全停止。

2）**消极作用**：造成组织内成员心理紧张、焦虑，人与人之间相互排斥、对立，士气涣散，组织协调统一破坏，最终削弱组织战斗力，阻碍组织目标实现。

2.按冲突发生的层次分类

（1）个人内心冲突　一般发生于个人面临多种选择难以决策时，表现得犹豫不决，茫然不知所措。

（2）人际关系冲突　是指组织中两个或两个以上的个人感觉到他们的态度、行为或目标的对立而发生的冲突。

（3）团队间冲突　是组织内团队之间发生的对立情形。它可能是同一团队内部成员间的冲突，导致成员分化成两个或多个小团队，从而把团队内的冲突转化为团队间的冲突，也可能是分别处于两个团队内的成员间个人冲突逐渐升级而成。

（4）组织层次冲突　是指组织在与其生存环境中的其他组织发生关系时，由于目标、利益不一致而发生的冲突，如企业和竞争对手之间所发生的冲突。

## 二、冲突过程

美国学者斯蒂芬·P.罗宾斯（Stephen P. Robbins）将冲突过程分为5个阶段：

1.**潜在的对立或不一致**　冲突过程的第一步可能存在产生冲突的条件。这些条件并不一定导致冲突，但它们是冲突产生的必要条件。这个阶段组织认识到了潜在的对立和不一致，具备了产生冲突的条件。

2.**认知和个性化**　在这个阶段双方对相互的不一致有了情感上的投入，潜在的对立显现出来。

3.**行为意向**　行为意向介于一个人的认知、情感和外显行为之间，它指的是双方有了从事某种特定行为的决策。

4.**行为**　行为阶段包括冲突双方进行的说明、活动和态度。**冲突行为是公开地试图实现冲突双方各自的愿望。**

5.**结果**　冲突的结果要么是组织功能正常，提高了组织绩效；要么是组织功能失调，降低组织绩效。

## 三、处理冲突的方法

### （一）传统方法

1.**协商**　冲突时由双方派出代表通过协商的办法解决。

2.**妥协**　当协商不能解决问题时，寻找仲裁人，仲裁人采取妥协的办法，让每一方都得到部分满足。作为领导者，首先根据公平原则，迅速找到双方的共同点，然后找出他们的心理接受点，使双方都退让一步，达成彼此可以暂时接受的协议。

3. **第三者仲裁** 是由权威人士仲裁，靠法规来解决，或者由冲突双方共同上级来裁决，要求双方按"下级服从上级"的原则执行裁决。

4. **推延** 冲突双方都不寻求解决的办法，拖延时间，任其发展，以期待环境变化来解决分歧。

5. **不予理睬** 是"推延"办法的变种，这种不予理睬的办法不但不能解决问题，有时还会加剧冲突。

6. **和平共处** 冲突各方采取求同存异、和平共处的方式，避免把分歧公开化。这种做法虽不能消除分歧，但可避免冲突激化。领导者对于一些无原则的纠纷，可劝导双方**大事讲原则、小事讲风格**。

7. **压制冲突** 建立法规，或以上级命令压制冲突，它虽可收效于一时，但并没有消除冲突的根源。

8. **转移目标** 引进一个外部竞争者，使冲突双方的注意力转向外部竞争者。

9. **教育** 通过讨论冲突得失，开诚布公地与双方沟通，**使双方了解冲突带来的后果，帮助他们改变思想和行为。**

10. **重组组织** 组织内冲突严重而又长期解决不了，干脆解散，加以重组。

### (二)其他方法

1. 确定公正处理冲突的原则。

2. 预先处理可能导致冲突的隐患，消除潜在性冲突。

3. 明确工作职责和权限。

4. 以合作与竞争并重的激励措施，取代过分强调竞争的做法。

5. 明确共同的组织目标。

6. 专设仲裁、调解冲突的机构或人员。

7. 培训有关人员，提高管理者处理冲突的能力。

8. 设立意见箱，建立投诉系统。

# 第二节 协 调

## 一、协调的含义与作用

### (一)协调的含义

协调就是协商、调和之意。协调的本质，在于**解决各方面的矛盾，使组织和谐一致，使每一个部门、单位和组织成员的工作同既定组织目标一致**。领导协调是指领导者为实现领导目标，采取一定的措施，使其所领导的组织同环境、组织内外成员等协同一致，相互配合，高效率完成工作任务的行为过程。

### (二)协调的作用

1. **减少内耗、增加效益的重要手段** 有效协调可使组织活动的各种相关因素相互补充、相互配合、相互促进，从而减少人力、物力、财力、时间的浪费，达到提高组织整体效率，增加效益的目的。

**2. 增强组织凝聚力的有效途径** 要使组织内部人员团结，齐心协力，需要领导者加以有效协调。只有人们心理上、权力上、利益上的各种关系协调好了，才能团结统一，相互支持，齐心协力地实现共同目标。

**3. 调动员工积极性的重要方法** 协调的好坏直接关系到组织目标的实现和领导效能，协调工作搞好了，组织内部各成员才能团结合作，充分发挥每个人的聪明才智，使组织工作充满生机和活力。

## 二、协调的原则与要求

### （一）协调的原则

**1. 目标导向** 组织目标是工作关系协调的方向。任何协调措施都不能脱离既定目标。只有围绕统一目标，把各方面力量组织起来，协调才能成为现实。

**2. 勤于沟通** 通过经常性的信息传递，使组织成员彼此间建立密切关系，有利于解决矛盾，消除误会。

**3. 利益一致** 利益是工作关系协调的基础。共同的利益能使组织成员结合起来，按照组织的需要而积极行动。协调、平衡好利益关系是协调工作的重要基础。

**4. 整体优化** 通过协调使整个组织系统的运行达到整体优化。

**5. 原则性与灵活性相结合** 灵活性是指在不违背原则的前提下，为了实现组织目标而做出一些让步、牺牲、妥协、折中与变通等。

### （二）协调的基本要求

**1. 及时协调与连续协调相结合** 管理者要及时发现和解决各种矛盾和问题，做到防微杜渐。此外，协调是一个动态过程，须注意其连续性。

**2. 从根本上解决问题** 管理者必须深入到问题的内部，找出产生问题的根源，对症下药。这样，才能从根本上解决矛盾，使问题一个个减少，而不是此消彼长。

**3. 调动当事者的积极性** 协调是为了解决问题，消除隔阂，推动工作。因此，能否调动起当事者的积极性，是协调成功与否的一个检验标准。

**4. 公平合理** 公平是减少矛盾和解决矛盾的重要条件，合理是各种要素配置达到科学化、最优化的基本要求。管理者在协调时要做到公平合理。

**5. 相互尊重** 协调的实质是处理人际关系，而处理人际关系需要互相尊重。领导者应尊重下属的人格，平等相待，善于调动他们的积极性。

# 第九章 控制工作

**统领全局—考试大纲**

1. 了解控制的概念与控制的重要性。
2. 掌握控制的类型。
3. 熟练掌握有效控制的特征。
4. 掌握控制的原则。
5. 熟练掌握控制的基本过程。
6. 掌握控制的基本方法。
7. 了解实施控制应注意的问题。

**考点导航**

## 第一节 控制工作概述

### 一、控制的概念

控制是按照既定的目标和标准，**对组织活动进行衡量、监督、检查和评价，发现偏差，采取纠正措施**，使工作按原定计划进行，或适当调整计划，使组织目标得以实现的活动过程。在护理管理中，控制就是护理管理者对下属的工作进行检查，了解工作是否按既定计划、标准和方向运行，若有偏差就要分析原因并采取改进措施，以确保组织目标实现。

### 二、控制的重要性

1. **在执行组织计划中的保障作用** 控制可对计划进行监测，发现偏差时进行纠正，或修正计划、目标，或制订新的控制标准。

2. **在管理职能中的关键作用** 管理的五大职能（计划、组织、人员配备、领导、控制）构成了一个相对封闭的循环，控制工作是管理职能循环中最后一环。控制不仅可以维持其他职能的正确活动，还可以改变其他职能的活动。因此，**控制在管理职能中起关键作用**。

### 三、控制的类型

按照**控制节点**，分为**前馈控制、过程控制和反馈控制**；按照控制性质，分为预防性控制和更正性控制；按照控制手段，分为直接控制和间接控制；按照控制方式，分为正式组织控制、群体控制和自我控制；按照实施控制的来源，分为内部控制和外部控制。

1. **前馈控制**　又称预防控制或基础质量控制，**是在实际工作开始之前，对输入环节所实施的控制**。前馈控制重点是预先对组织的人、财、物、信息等合理地配置，使其符合预期标准，强调"防患于未然"，将偏差消灭在萌芽状态。如培训护士掌握理论知识及操作技能，定期维护检修仪器设备等，都属于前馈控制。

2. **过程控制**　又称同步控制或环节质量控制，**是在计划执行过程中对过程环节所实施的控制**。过程控制具有监督和指导功能。护理部主任查房时，发现药物摆放区域划分不清；护士长巡视病房看到护士静脉穿刺时，皮肤消毒范围不足等问题，管理者除有责任指出外，还应与下属沟通并指导其改进。

3. **反馈控制**　又称事后控制或后馈控制，**是在行动结束之后，对输出环节所进行的控制**。通过对行动结果进行测量、分析、比较和评价，对已发生的偏差采取相应措施，其目的并不是要改进本次行动，而是纠正下一次行动，防止偏差再度发生或继续发展。

温馨提示：前馈控制是指工作开始前做好人、财、物等方面的准备，防止问题发生，即防患于未然；同期控制是指工作过程中的检查、督导，防止偏差，即领导者深入一线检查；反馈控制是指工作结束后的总结、反馈，即前事不忘，后事之师。

## 四、有效控制的特征

1. **明确的目的性**　控制系统均有明确的目的性。**控制的目的是使组织实际活动与计划活动相一致**，保证完成组织在计划中提出的任务和目标。

2. **信息的准确性**　有效的控制系统依赖于准确的数据和可靠的信息。

3. **反馈的及时性**　有效的控制系统必须提供及时的反馈信息，以迅速引起管理者注意，防止因未及时解决问题而给组织造成损失。

4. **经济性**　控制系统产生的效益与其成本进行比较，应是效益＞成本。

5. **灵活性**　**控制系统应具有足够的灵活性以适应各种变化**，控制要随时间和条件的变化调整控制方式。

6. **适用性**　有效控制系统应合理、适用。如检查方式要能真实发现问题，且被下属接受和理解。

7. **标准合理性**　控制的标准必须是先进、合理且能达到。

8. **战略高度**　管理层应**控制那些对组织行为有战略性影响的因素**，包括组织中关键性活动和问题。**控制的重点应放在容易出现偏差的地方或放在偏差造成的危害大的地方**。

9. **强调例外**　管理层不可能控制所有的活动，因此，**控制手段应顾及例外情况的发生**。

10. **多重标准**　多重标准能够更准确地衡量实际工作，如危重病人的护理质量不能用单一生活护理标准来衡量，还应包括专科疾病护理等多重标准来衡量。

11. **纠正措施**　有效控制系统不仅可以指出偏差的发生，而且还应建议如何纠正偏差。

### 五、控制的原则

1. **与计划相一致**　计划是控制工作的依据，控制也需要有计划，计划制定越详细、越明确、越可行，控制也越容易。

2. **同组织文化相匹配**　任何控制系统必须适合组织文化，这样才能实现最有效的控制。

3. **控制关键点**　控制应重点注意那些容易出问题的环节，以及工作质量影响大的关键环节。

4. **直接控制**　主管人员及其下属的素质、工作能力越高，就越不需要间接控制。**直接控制原则的前提是合格的主管人员发生错误最少，他们能及时觉察、纠正或防止出现偏差。**

5. **标准合理性**　制订的标准应可测量、可考核，要求客观、准确、有效、适当。

6. **追求卓越**　在控制工作中发现问题、分析原因、纠正偏差时应寻求发展，要使所属人员具有追求卓越的精神。**在制订计划和控制标准时应具有先进性、科学性，使组织和个人经过努力方能达到。**

7. **控制例外情况**　应着重于计划实施中的例外情况，**格外关注那些突发性事件、环境的巨大变化或者是计划执行过程中的重大偏差。**

8. **控制趋势**　关注现状所预示的趋势，善于从现状中揭示全局发展的方向，特别是在趋势刚露头时就觉察，并给予及时有效的控制。

9. **灵活控制**　控制系统应能适应主客观条件的变化，持续发挥作用。

# 第二节　控制的基本过程和方法

## 一、控制的基本过程

1. **建立标准**　标准是衡量实际成果与预计状况之间偏差的依据和基础。建立标准首先应明确能体现目标特性及影响目标实现的对象或要素，然后根据计划建立专门的标准。**标准最好定为可考核的目标。**

2. **衡量绩效**　管理者按照控制标准，对受控系统的资源配置、运行情况、工作成果等进行监测，并把计划执行结果与预想目标进行比较，从而确定是否存在偏差，以便提供纠正措施所需的根据。

3. **纠正偏差**　**纠正偏差是控制的关键**。根据偏差分析结果，制定纠偏措施，并付诸实施，使实际工作重新进入计划轨道。

## 二、控制的基本方法

1. **预算控制**　预算是组织对未来一定时期内预期取得的收入和支出进行的计

划。<u>预算控制是指通过预算列表的方式，**把计划用条理化的数字表现出来**，在此基础上将实际情况与预算计划对比检查，及时发现问题并纠正偏差，以达到控制目的。</u>

2. **质量控制** **质量控制的基础是各类质量标准**。质量控制主要采取数理统计方法将各种统计资料汇总、加工、整理，得出有关统计指标、数据，衡量工作进展和计划完成情况，然后经过对比分析，找出偏差及其发生原因，采取措施，达到控制的目的。常用的方法有分组法、排列图法、因果分析图法等。

3. **进度控制** 进度控制就是对生产和工作进程在时间上进行控制，使各项生产和作业能够在时间上相互衔接，使工作有节奏地进行。

4. **目标控制** 把总目标分解成不同层次的分目标，并确定考核标准，输入被控系统，然后把被控系统的执行结果与预期目标及标准进行对照，以发现问题，采取纠偏措施。

## 三、实施控制应注意的问题

1. **建立完整的护理质量控制系统** 医疗服务质量就是"医疗服务在恢复病人身心健康和令病人满意方面达到的程度"。护理服务作为医疗服务的重要组成部分，其质量控制应以此为定位，以"生理–心理–社会医学模式"为基础，建立体现以病人为中心的整体护理质量控制系统。

2. **强调综合、系统地控制，实行全程质量控制** 护理质量控制应对影响质量的多方面因素进行综合、系统的控制，对有关质量的相互联系、相互区别的诸要素进行全面质量控制。

3. **质量控制应标准化、数据化** 质量控制注意标准化和数据化，把每个工作环节的质量要求及其检查评定制成标准，形成标准化体系进行管理。

4. **控制方法应具有科学性、实用性** 质量控制方法必须科学、实用。科学性即控制方法要从护理实际出发，符合护理工作规律，反映本质；实用性指方法要可行，且能见实际效果，避免烦琐，力求简化。

# 第十章 护理质量管理

## 统领全局—考试大纲

1. 掌握质量管理的概念与全面质量管理。
2. 掌握标准、标准化管理的概念。
3. 掌握制定标准的原则与要求。
4. 了解拟定标准的步骤。
5. 熟练掌握PDCA循环管理。
6. 了解QUACERS模式。
7. 掌握护理质量控制的内容（基础护理管理；专科护理管理；新业务、新技术管理；护理信息管理；预防护理缺陷的管理）。
8. 掌握护理质量评价内容。
9. 了解护理质量评价方法和常用的质量评价统计方法。

## 考点导航

# 第一节 质量管理概述

## 一、质量管理的概念

1. **质量概念** 狭义的质量是指产品质量，广义的质量除产品质量外，还包括过程质量和工作质量。

2. **质量管理的概念** 质量管理是对确定和达到质量所必需的全部职能和活动的管理。按工作所处阶段不同，质量管理分为**基础质量管理**、**环节质量管理**、**终末质量管理**。

3. 质量控制和质量保证 质量控制主要采用数理统计方法将各种统计资料汇总、加工、整理，得出有关统计指标、数据，来衡量工作进展情况和计划完成情况，找出偏差及其发生原因，采取措施达到控制目。质量保证是向顾客保证企业能够提供高质量产品。

## 二、护理质量管理的概念及基本原则

### （一）护理质量管理的概念

是指按照护理质量形成的过程和规律，对构成护理质量的各要素进行计划、组织、协调和控制，以保证护理工作达到规定标准和满足服务对象需要的活动过程。开展护理质量管理应注意：①必须建立完善的护理质量管理体系，并使之有效运行；②要制定合理的护理质量标准，使管理有据可循；③要对构成护理质量的各要素按标准进行质量控制；④护理质量管理过程中，各个环节相互制约、相互促进、不断循环、周而复始，质量逐步提高，形成一套质量管理体系和技术方法。

### （二）护理质量管理的基本原则

1. **以病人为中心原则**　无论是临床护理工作流程设计、优化，护理标准制定，还是日常服务活动的评价等管理活动，都必须打破以工作为中心的模式，建立以尊重病人人格，满足病人需求，提供专业化服务，保障病人安全的文化与制度。

2. **预防为主原则**　对形成护理质量的要素、过程和结果的风险进行识别，建立应急预案，采取预防措施，降低护理质量缺陷的发生。

3. **全员参与原则**　对护士进行培训和引导，增强护士的质量意识，使每一位护士能自觉参与护理质量管理，充分发挥全体护士的主观能动性和创造性，不断提高护理质量。

4. **循证决策原则**　充分运用循证方法和统计技术，避免决策失误。

5. **持续改进原则**　在现有服务水平上不断提高服务质量及管理体系的有效性和效率。

## 三、全面质量管理

### （一）全面质量管理的含义

全面质量管理（total quality management，TQM）是一种由顾客需要和期望驱动的管理哲学，其目标是建立组织对持续改进的承诺。全面质量管理的含义：

1. **强烈地关注顾客**　"顾客"不仅包括外部购买产品和服务的人，还包括内部顾客。

2. **持续不断地改进**　是一种永不满足的承诺，"非常好"还不够，质量总有改进余地。

3. **改进组织中每项工作的质量**　TQM中的"质量"不仅与最终产品有关，并且与生产过程全部活动有关。

4. **精确地度量**　TQM采用统计技术度量组织生产中的每一个关键变量，然后与标准比较，发现问题，找根源以解决之。

5. **向员工授权**　TQM吸收一线职工改进质量，采用团队形式发现问题、解决问题。

### （二）持续质量改进

**持续质量改进**（continuous quality improvement，CQI）是全面质量管理的重要组成部分，其本质是持续地、渐进地变革。戴明博士1986年推出了14项质量管理要点，主要内容包括：①强调顾客的需要，应以诚信来长期维系主顾关系；②强调全员参与，帮助职工掌握各项技能；③强调工作指标是动态、持续性提高的；④强调质量是制造出来的，"不要再依赖质检提高质量"；⑤强调对员工尊重、引导、激励、授权；⑥强调CQI是对质量持续、渐进地提高和改进的过程。

# 第二节　护理质量标准

## 一、标准、标准化管理的概念

### （一）标准

标准是衡量事物的准则，是共同遵守的原则或规范，是对需要协调统一的技术或其他事物所做的统一规定。

### （二）标准化

标准化是以具有重复性特征的事物为对象，以实现最佳经济效益为目标，有组织地制订、修改和贯彻各种标准的整个活动过程。护理质量管理的标准化，就是制订、修订质量标准，执行质量标准，并不断进行标准化建设的工作过程。

1. **统一化**　是对重复性的同类工作和事务规定统一的质量要求，以保证护理服务质量。

2. **规格化**　是物质性质量标准的主要形式。其实质是将物质技术质量定型化和定量化。

3. **系列化**　是同一项工作中各个工作环节同时进行标准化的一种形式，主要是使医疗服务的各个工作环节达到技术质量和服务质量系列配套的标准化工作。

4. **规范化**　主要是选择性技术的质量标准化形式，如手术方案、措施、抢救方案等。

### （三）标准化管理

标准化管理是以标准化原理为指导，将标准化贯穿于管理全过程，以增进系统整体效能为宗旨、提高工作质量与工作效率为根本目的的一种管理方法。其基本特征包括：

1. **一切活动依据标准**　标准一经颁布，就应成为对重复性的同类工作和事物规定统一的质量要求。

2. **一切评价以事实为准绳**　依据管理标准来衡量，以事实为准绳，依据标准中的一系列指标数据和要求对照事实全面评价。

## 二、制订标准的原则与要求

### （一）制订标准的原则

1. **标准明确**　建立标准时应明确标准的类型、水平，是否具备实行标准的条件，是否有评价方法可以测量，是否反映服务对象的需求和实践需要等。

**2. 预防为主**　重视基础质量标准以防患于未然。

**3. 用数据说话**　理想的标准应是将其存在的状况、程度尽量用数据表达。

**4. 所属人员参与制订**　所属人员共同确定质量要素和标准，体现民主管理，有利于标准化的实施。

### （二）制订标准的要求

**1. 科学**　标准的内容必须是以现代科学技术的综合成果和先进经验为基础。

**2. 准确**　标准内容的措辞要准确、清楚、符合逻辑。

**3. 简明**　标准的内容要简洁明了、通俗易懂。

**4. 统一**　编写标准时要与国家有关法律、法令和法规相一致；要与上级、同级有关标准协调一致；标准的表达方式要始终统一。

### 三、拟订标准的步骤

**1. 调查研究，收集资料**　调查国内外有关标准资料、标准对象的历史现状、有关科研成果、实践经验和技术数据统计资料以及有关的意见和要求等。

**2. 拟定初稿，讨论验证**　在对资料综合分析的基础上，拟定标准的初稿。初稿完成后交有关人员讨论、修改，然后在试行的基础上再加以补充、修订。

**3. 报批审定，公布实行**　将拟订的标准交决策机构审批，然后颁布实行。

## 第三节　护理质量管理模式

### 一、PDCA循环管理

#### （一）概述

**PDCA管理循环**是按照计划（plan）、执行（do）、检查（check）、处理（action）四个阶段来进行质量管理，并循环不止进行下去的一种管理工作程序，由美国质量管理专家戴明提出，又称戴明循环

#### （二）步骤

**1. 计划阶段**　包括制订质量方针、目标、措施和管理项目等计划活动。计划阶段分四个步骤：①调查分析质量现状，找出存在问题；②分析调查产生质量问题的原因；③找出影响质量的主要因素；④针对主要原因拟定对策、计划和措施。

**2. 执行阶段**　是管理循环的第五个步骤。**按照拟订的质量目标、计划、措施，具体组织实施和执行。**

**3. 检查阶段**　是管理循环的第六个步骤。**把执行结果与预定目标进行对比，检查计划目标的执行情况**。在此阶段，应对每一项阶段性实施结果进行全面检查，发现新问题、总结经验、分析失败原因，以指导下一阶段的工作。

4. **处理阶段** 包括管理循环的第七、八两个步骤。第七步为总结经验教训，将成功经验形成标准，将失败的教训进行总结和整理，记录在案，以防再次发生类似事件。第八步是将不成功和遗留的问题转入下一循环。

### （三）PDCA循环的特点

1. **系统性** PDCA循环作为科学的工作程序，从结构看循环的4个阶段是一个有机整体，缺少任何一个环节都不可能取得预期效果。

2. **关联性** 医院质量管理是大循环，护理质量管理是医院质量管理循环中的一个子循环，各个循环彼此关联、相互作用。大循环是小循环的依据，小循环是大循环的基础。通过PDCA循环把医院的各项工作有机组织起来，达到彼此促进，持续提高的目的。

3. **递进性** PDCA循环从结果看是阶梯式上升的。PDCA每次循环都有新目标，是螺旋式的提高，使管理工作从前一个水平上升到更高水平。

## 二、QUACERS模式

QUACERS模式（the quality assurance，cost effectiveness，risk management and staff needs）即质量保证、成本效益、危机管理和员工需要模式，该模式重视护理质量管理的四个方向，并确保均衡发展：①做好病人照顾的质量保证；②有效掌握医疗护理照顾的成本效益；③做好病人和工作人员的安全措施；④满足工作人员的晋升、提薪、学习与发展等需求。

## 三、根本原因分析法

### （一）根本原因分析法的概念

根本原因分析法，简称根因分析，是一个系统化的问题处理过程，包括确定和分析问题原因，找出问题解决方法，制订问题预防措施。

### （二）根本原因分析法的步骤

1. **准备阶段** 由护理部牵头组建根本原因分析小组，一般2~10人，成员尽可能来自不同科室的人员。

2. **调查阶段** 调查方式包括查阅病历、保存记录及访谈当事医护人员，调查内容包括发生时间、地点、经过、工作流程等。相关资料最好在事件发生后尽快收集，以免淡忘重要细节。

3. **分析阶段** ①制订临时防范措施：根据不良事件的性质，工作小组决定是否立即采取临时性防范措施，避免问题进一步扩散或者产生更为严重的后果。②确认根本原因：进行深层次探索和挖掘，以确认问题的根本原因，可采用头脑风暴法、因果图法、差异分析法和名义团体法等。

4. **实施阶段** 根据确认的根本原因，制订可操作、标准化的改善计划及防范措施，并督促执行。

# 第四节 护理质量控制的内容

## 一、基础护理管理

### （一）基础护理管理的概念

基础护理管理即是对**基础护理工作质量进行监督、检查、协调和控制**的方法。

### （二）基础护理管理的内容

1. 一般护理技术管理 包括病人出入院处置，床单位准备，病人清洁护理，生命体征测量，各种注射技术，无菌技术，给药法及护理文件书写等管理。

2. 常用抢救技术管理 主要包括给氧、吸痰、洗胃、止血包扎法、骨折固定、心电监护、心内注射、胸外心脏按压、人工呼吸机使用等管理。

### （三）基础护理管理的主要措施

1. 加强教育，提高认识 加强对护理人员的教育，不断提高其对基础护理技术重要性的认识。

2. 规范基础护理工作

（1）制定基础护理操作规程：制定操作规程时应遵循的原则：①根据每项技术操作的目的、要求、性质和应该取得的效果来制定；②技术操作必须符合人体生理解剖特点，避免增加病人痛苦；③严格遵守无菌原则；④有利于保证病人安全；⑤有利于节省人力、物力、时间，使病人舒适，符合科学性原则；⑥文字简单明了，便于护士掌握并在临床上推广。

（2）加强培训、考核：通过训练和考核使护士熟练掌握每项技术的操作规程，实现操作规范化，提高效率和质量。

（3）加强检查、监督：建立健全质量监控制度，认真组织落实。发现问题及时纠正，提高基础护理效果。

## 二、专科护理管理

### （一）专科护理的概念及特点

专科护理是指临床各专科特有的基础护理知识和技术。**具有以下特点**。

1. **专业性强** 专科护理技术使用范围窄，专业性强，往往限于本专科。

2. **操作复杂** 专科护理技术复杂，操作难度大，要求高，护理人员除掌握专科基础知识和技术外，还要懂得仪器的基本原理和操作程序。

3. **高新技术多** 随着科学技术发展，大量高新尖的技术被用于临床诊断、治疗和护理，这要求护理人员要不断学习和掌握新的专科知识。

## （二）专科护理的内容

1. **疾病护理**　包括各专科疾病的护理以及各种手术病人的护理技术。

2. **专科一般诊疗技术**　包括各种功能试验、专项治疗护理技术等。

## （三）专科护理管理措施

1. **疾病护理管理**　专科疾病护理技术常规是实施专科疾病护理的依据，也是专科疾病护理技术管理的基础工作。制定时应遵循以下原则：

（1）**科学性和先进性**：制定的疾病护理常规应具有科学性，又能反映当代临床护理的先进技术。

（2）**适应性和可行性**：制定疾病护理常规要切合实际，实用可行，又能满足技术发展的要求，具有一定的适应性。

（3）**以病人为中心**：疾病护理常规的制定应以病人为中心。

2. **专科诊疗技术管理**　**重点抓好技术培训和技术规程建设。**

（1）**专科护理技术培训**：**是专科护理管理的重点**。护理部应制定专科护理技术培训计划，并保证计划落实。

（2）制定各项专科诊疗技术规程：专科护理技术的专业性强，护理技术规程可由各科室根据专科特点组织技术骨干制定。

## 三、新业务、新技术管理

1. <u>新业务、新技术的论证</u>　<u>对拟引进和开展的新业务、新技术，开展前进行查新和系统论证</u>，详细了解原理、使用范围、效果等，以保证先进性。

2. <u>建立审批制度</u>　护理新业务、新技术的开展必须建立一整套严格的审批制度，以利于培训学习和推广应用。

3. <u>选择应用对象</u>　选择应用的对象应具备开展新业务、新技术的基本条件。

4. <u>建立资料档案</u>　开展新业务、新技术的资料应及时整理并分类存档。

5. <u>总结经验不断改进</u>　在开展新业务、新技术的过程中，要不断总结经验，反复实践，在实践中创新。

## 四、护理信息管理

### （一）信息的概念

信息泛指情报、消息、指令、数据、信号等有关周围环境的知识，通常用声音、图像、文字、数据等方式传递。

### （二）护理信息管理的内容

1. **护理信息的收集**　**护理信息的收集是护理信息管理的基础**。护理信息的收集可以从院内采集，如护理工作报表，其他辅助科室的统计数字等；也可从院外收集，如国内各种护理学情报杂志、各种学术会议等。

**2. 护理信息的处理** 在收集护理信息的基础上，通过对信息的处理来实现信息管理。对原始信息进行加工、整理、分析等，做到去粗取精、去伪存真，从而有利于信息传递、储存和利用。

## （三）护理信息管理的措施

1. 护理部应组织学习护理信息管理的有关知识和制度，加强对护理信息管理重要性的认识。

2. 护理部应健全垂直护理信息管理体系，做到分级管理，实行护士–护士长–科护士长–护理部主任负责制。

3. 加强护理人员专业知识、新业务、新技术的学习，提高护理人员对信息的收集、分析、判断和紧急处理的能力。

4. 各级护理管理人员应及时传递、反馈信息，经常检查和督促信息管理工作。

## 五、预防护理缺陷的管理

### （一）概念及评定标准

1. **医疗事故**

（1）**医疗事故概念**：是指医疗机构及其医务人员在医疗活动中，违反医疗卫生管理法律、行政法规、部门规章和诊疗护理规范、常规，过失造成病人人身损害的事故。

（2）**医疗事故分级**

**一级医疗事故**：造成病人死亡、重度残疾；

**二级医疗事故**：造成病人中度残疾、器官组织损伤导致严重功能障碍；

**三级医疗事故**：造成病人轻度残疾、器官组织损伤导致一般功能障碍；

**四级医疗事故**：造成病人明显人身损害的其他后果。

2. **护理缺陷** 是指在护理活动中发生技术、服务、管理等方面的不完善或过失。

### （二）常见的护理缺陷

1. 违反护理规范、常规

（1）药物名称、剂量查对失误：如不认真查对，将治疗单上的小数点或零看错，造成病人因用药剂量过大而中毒死亡。

（2）病人姓名、床号查对失误：如走错病室、服药或进针前不认真查对等。

2. 执行医嘱不当

（1）盲目执行医嘱：执行医嘱前没进行查对，或查对后未发现错误，盲目执行错误医嘱。

（2）未按要求执行医嘱：如对心脏病病人输液速度过快造成急性肺水肿。

3. 工作不认真，缺乏责任感

（1）护士责任心不强：如不按时巡视病房，未能及时发现病情变化，延误抢救造成严重后果等。

（2）语言不严谨：在病人面前说话不考虑后果，不注意语气，不体谅病人感受等。

（3）护理记录缺陷：护理记录缺乏真实性、记录不完整、不规范以及病案管理不妥。

4. 护理管理不善造成的缺陷

（1）抢救设备、药品管理不善，贻误抢救时机：如抢救设备、药物不齐全，影响抢救；药盒标签与内装药不符合造成用药错误等。

（2）疏于对护士业务培训和技术考核：护理人员的护理技能欠缺，技术水平不高，观察不到位，工作不严谨等。

（3）护理人员法律知识缺乏、责任意识不强：如未履行告知、保密等义务造成护患纠纷等。

# 第五节　护理质量评价

## 一、护理质量评价相关概念

1. 护理质量评价　是通过制定系统的质量评价标准，收集护理质量管理中的各类信息，将收集到的资料与质量评价标准比较并做出判断，从而纠正偏差的过程。

2. 护理质量指标　是用来评价临床护理质量和护理活动的"数量化"测量工具，可视为监测、评估和改善护理质量适当性的依据。

3. 护理敏感质量指标　是用于评估护理服务的结构、过程和结局，定量评价和监测影响病人结局的护理管理、临床实践等环节而制定的具有敏感性和特异性的护理质量指标。

## 二、护理质量评价原则

1. **目的明确原则**　质量评价前明确评价目的，并根据目的制定评价标准。

2. **实事求是原则**　护理质量评价应实事求是，将护理的实际情况和制定的质量标准进行比较。

3. **公平原则**　制定的质量标准应适当，质量评价的程序公平。

4. **避免片面性和局限性**　系统评价护理质量，尽可能避免片面性和局限性，必要时随机抽样，通过样本推测和分析整体质量状况。

## 三、护理质量评价的内容

### （一）护理人员的质量评价

1. **基本素质评价**　**从政治素质、业务素质、职业素质**来综合评定基本素质。从平时医德表现及业务行为看其政治素质及职业素质，从技术考核成绩、理论测试等项目来考核业务素质。

**2. 行为过程评价** 是对护理活动的过程质量进行评价。考核护士护理过程的各个环节是否体现以病人为中心的思想，是否贯彻病人至上的服务宗旨。

**3. 行为结果评价** 结果质量是对护理服务结果的评价。如护理服务态度满意率、护理人员年终考核合格率等，以获得较全面的护理人员服务质量评价结果。

4. 综合评价 将几方面的标准综合起来进行评价，凡与护理人员工作结果有关的活动都可结合在内。

## （二）临床护理活动的质量评价

**1. 基础质量评价** 即要素质量评价，**主要评价执行护理工作的基本条件，包括组织机构、设施、仪器设备以及护理人员素质**等。①质量控制组织结构：根据医院规模，设置二至三级质量管理组织，定期进行质量控制活动。②护理单元设施：按"综合医院评审标准"来评价。③仪器：器械设备齐全、性能完好，**急救物品完好率达100%**。④护理人员：数量、质量、资格应符合医院分级管理要求。⑤环境：各护理单元是否安全、清洁、整齐、舒适、设施齐全。⑥规章制度制定及执行情况：有无各项工作质量标准及质量控制标准。

**2. 环节质量评价**

（1）评价内容：①开展整体护理情况，是否应用护理程序组织临床护理活动；②心理护理及健康教育数量及质量；③执行医嘱准确率、临时医嘱执行是否及时；④观察病情及治疗反应，是否动态修改护理计划，表格记录情况；⑤是否以病人为中心开展主动护理；⑥与后勤及医技部门的协调情况。

（2）常用指标：①护理技术操作合格率；②基础护理合格率；③特护、一级护理合格率；④护理表格书写合格率；⑤一人一针一管执行率；⑥常规器械消毒灭菌合格率。

**3. 终末质量评价（护理结果评价）** 是评价护理活动的最终效果，如病人满意度，是每个病人最后的护理结果或成批病人的护理结果质量评价。

## 四、护理质量评价的方法

**1. 建立质量管理机构** 质量管理和评价要有组织保证，落实到人。在护理部下设立质量管理委员会，一般由主管护理的副院长或护理部主任领导，各科室护士长参加，分项（如护理理论、临床护理、文件书写等）或分片（如门诊、手术室等）检查评价。多采用定期自查、互查互评或上级检查方式进行。院外评价常由上级卫生行政部门组成，并联合各医院评价组织对医院工作进行评价，其中护理评审组负责评审护理工作质量。

**2. 加强信息管理** 注意获取和应用信息，对各种信息进行集中、比较、筛选、分析，从中找出影响质量的各种因素，再从整体出发，结合客观条件做出指令，然后进行反馈。

3. **采用数理统计方法发现问题**　建立反映护理工作数量、质量的统计指标体系，使质量评价更科学。在运用统计方法时应按统计学原则，对统计资料进行逻辑处理。

4. **常用的评价方式**　包括**同级评价、上级评价、下级评价、服务对象评价（满意度）、随机抽样评价**等。

5. **评价时间**　定期或不定期。定期检查可按月、季度、半年或一年进行，由护理部统一组织检查评价；不定期检查评价由各级护理人员、质量管理人员深入实际，随时按质量管理标准进行检查评价。

## 五、常用的质量评价结果分析方法

1. **分层法**　分层法是**把收集的原始质量数据，按照一定的目的和要求加以分类整理，以分析质量问题及其影响因素的**一种方法。根据分层的目的，按照一定的标准进行区分，把性质相同分列一组，使数据反映的事实更明显、更突出，以便找出问题，对症下药。

2. **调查表法**　调查表法就是利用统计表进行整理数据和粗略分析原因的一种工具。

3. **排列图法**　又称主次因素分析图，是把影响质量的因素进行合理分类，并按影响程度从大到小的顺序排列，做出排列图，以直观的方法表明影响质量的主要因素的一种方法。

4. **因果分析图**　又称特性因素图、树枝图、鱼刺图。**因果分析图运用系统分析方法，从结果出发，首先找出影响质量问题的大原因，然后再从影响质量的大原因中找出中原因，再进一步找出影响质量的小原因**……以此类推，步步深入，一直找到能够采取改进措施为止。

5. **控制图**　又称管理图，**是画有控制界限的目表，用来检查质量波动是否处于控制状态的一种工具**。控制图根据质量特性的数据统计分为计量数据的控制图和计数数据的控制图。控制图法不是事后检查，它贯穿于护理工作的全过程。

## 六、临床护理服务评价的注意事项

1. **标准恰当**　制定的标准恰当，评价方法科学适用。

2. **防止偏向**　由于评价人员个人原因，易使评价结果发生偏向，应加以克服。

3. **提高能力**　为增进评价的准确性，需提高评价人员的能力，必要时进行培训，学习评价标准、方法，以确保评价结果准确、客观。

4. **积累资料**　积累完整、准确的记录以及有关资料，既节省时间，便于查找，又能提升评价的准确性。

5. **重视反馈**　评价会议前准备要充分，会议中应解决关键问题，注意效果。**评价结果应及时、正确地反馈给被评价者**。

6. **加强训练**　按照标准加强对护理人员的指导。

# 第四篇　中医护理学

# 第一章 阴阳学说

## 一、阴阳的基本概念

阴阳是中国古代哲学的一对范畴，是对自然界**相互关联的某些事物或现象**对立**双方属性**的概括。阴阳代表一切事物的最基本对立面，阴阳最初的含义是指"日光的向背"，向日者为阳，背日者为阴。古人在长期生产活动中，随着观察面扩展，阴阳的含义逐渐引申。一般来说，凡是运动的、外向的、上升的、温热的、无形的、明亮的、兴奋的属于阳；静止的、内守的、下降的、寒冷的、有形的、晦暗的、抑制的属于阴。

## 二、阴阳的对立制约

阴阳的**对立制约**是指属性相反的阴阳双方之间**相互斗争、相互制约和相互排斥**的关系。阴阳学说认为，自然界一切事物或现象都存在相互对立的阴阳两面。阴阳之间的这种相互对立制约能维持阴阳之间的动态平衡，促进事物发生、发展和变化。

## 三、阴阳的互根互用

阴阳的**互根互用**是指一切事物或现象中相互对立的阴阳两面，具有**相互依存、互为根本**的关系。阴阳任何一方都不能脱离另一方而单独存在，每一方都以另一方的存在作为自己存在的前提和条件。**阴阳互用**是指阴阳双方具有**相互资生、促进和助长**的关系。

## 四、阴阳的消长平衡

阴阳的**消长平衡**是指对立互根的阴阳双方不是一成不变，而是在一定范围内**处于阴消阳长或阳消阴长的动态平衡**。阴阳消长是阴阳运动变化的一种形式，导致阴阳出现消长变化的根本原因在于阴阳之间存在着对立制约和互根互用的关系。

## 五、阴阳的相互转化

**阴阳的相互转化**是指事物的总体属性，在一定条件下可以向其相反的方向转化，即**阳可以转化为阴，阴也可以转化为阳**。阴阳的相互转化是阴阳运动的又一基本形式。阴阳双方的消长运动发展到一定阶段，事物内部阴与阳的比例出现了颠倒，事物属性发生转化，所以说转化是消长的结果。阴阳的相互转化一般都产生于事物发展变化的"物极"阶段，即所谓"物极必反"。因此，在事物的发展过程中，如果说阴阳消长是一个量变的过程，**阴阳的相互转化则是在量变基础上的质变**。

# 第二章　五行学说

五行是指金、木、水、火、土五类物质的运动。它是用来阐释事物之间相互关系的抽象概念，具有广泛的涵义，并非仅指五种具体物质本身。五行学说是以五种物质的功能属性来归纳事物或现象的属性，并以五者之间的相互滋生、相互制约来论述和推演事物或现象之间的相互关系及运动变化规律。

## 一、五行的特性

1.木　古人称"木曰**曲直**"。曲，屈也；直，伸也。曲直，是指树木的枝条具有生长、柔和，能屈能伸的特性。引申为**凡具有生长、升发、条达、舒畅等作用的事物**，归属于木。

2.火　古人称"**火曰炎上**"。炎，是焚烧、炎热、光明之义；上，是上升。炎上，是指火具有炎热、上升、光明的特性。引申为**凡具有温热、上升、光明等作用的事物，归属于火**。

3.土　古人称"土爰**稼穑**"。稼，即种植谷物；穑，即收获谷物。稼穑，泛指人类种植和收获谷物的农事活动。引申为**凡具有生化、承载、受纳等作用的事物，归属于土**。

4.金　古人称"金曰**从革**"。从，顺也；革，即变革。从革，是指金有刚柔相济之性。金之质地虽刚硬，可作为兵器以杀戮，但有随人意而更改的柔和之性。引申为**凡具有沉降、肃杀、收敛等作用的事物，归属于金**。

5.水　古人称"**水曰润下**"。润，即滋润、濡润；下，即向下、下行。润下，是指水具有滋润、下行的特性。引申为**凡具有滋润、下行、寒凉、闭藏等作用的事物，归属于水**。

## 二、事物属性的五行归类

中医学以五行为中心，以空间结构的五方、时间结构的五季、人体结构的五脏为基本框架，将自然界的各种事物和现象及人体的生理病理现象，按其属性进行归纳，从而将人体的生命活动与自然界的事物或现象联系起来，形成了联系人体内外环境的五行结构系统，用以说明人体以及人与自然环境的统一。事物属性的五行归类见表4-2-1。

表4-2-1 事物属性的五行归类

| 五行 | 自然界 | | | | | | | 人体 | | | | | | |
|---|---|---|---|---|---|---|---|---|---|---|---|---|---|---|
| | 五音 | 五味 | 五色 | 五化 | 五气 | 五方 | 五季 | 五脏 | 五腑 | 五官 | 形体 | 情志 | 五声 | 变动 |
| 木 | 角 | 酸 | 青 | 生 | 风 | 东 | 春 | 肝 | 胆 | 目 | 筋 | 怒 | 呼 | 握 |
| 火 | 徵 | 苦 | 赤 | 长 | 暑 | 南 | 夏 | 心 | 小肠 | 舌 | 脉 | 喜 | 笑 | 忧 |
| 土 | 宫 | 甘 | 黄 | 化 | 湿 | 中 | 长夏 | 脾 | 胃 | 口 | 肉 | 思 | 歌 | 哕 |
| 金 | 商 | 辛 | 白 | 收 | 燥 | 西 | 秋 | 肺 | 大肠 | 鼻 | 皮 | 悲 | 哭 | 咳 |
| 水 | 羽 | 咸 | 黑 | 藏 | 寒 | 北 | 冬 | 肾 | 膀胱 | 耳 | 骨 | 恐 | 呻 | 栗 |

# 第三章　脏　腑

## 一、五脏、六腑

### （一）五脏的生理功能

五脏是指心、肺、脾、肝、肾。五脏的共同生理特点是化生和贮藏精气。五脏虽各有所司，但彼此协调，共同维持生命活动。

1.心　心主宰人的整个生命活动，又称为"君主之官""生之本""五脏六腑之大主"。心主血脉，主神明。

2.肺　肺覆盖五脏六腑，**位置最高，故有"华盖"之称**。肺叶娇嫩，不耐寒热燥湿诸邪之侵；**肺上通鼻窍**，外合皮毛，与自然界息息相通，易受外邪侵袭，故有"娇脏"之称。**肺主气、司呼吸**，主通调水道，朝百脉。

3.脾　人出生之后生命活动的继续与精、气、血、津液的化生和充实，均赖于脾的运化功能，故称脾为**"后天之本""气血生化之源"。脾主运化，主统血**。

4.肝　肝喜条达而恶抑郁，有"刚脏"之称。**肝主疏泄，主藏血**。

5.肾　肾藏先天之精，主生殖，为人体生命之本原，故称肾为**"先天之本"**。**肾主藏精，主水，主纳气**。

### （二）六腑的生理功能

六腑是胆、胃、小肠、大肠、膀胱、三焦。六腑的生理功能是**受盛和传化水谷**，生理特点是"泻而不藏""实而不能满"。

胆居于六腑之首，又为奇恒之腑，古人认为胆汁是精纯、清净的精微物质，称为"精汁"，故胆有"中精之府""清净之府"或"中清之府"之称。**胆贮藏和排泄胆汁，主决断**。胃是机体对食物进行消化吸收的重要脏器，**胃主受纳，腐熟水谷**，有"太仓""水谷之海"之称。**小肠主受盛化物和泌别清浊。大肠主传导糟粕与主津**。**膀胱主贮藏尿液和排泄尿液**。三焦是分布于胸腹腔的一个大腑，无与匹配，故有"**孤腑**"之称。三焦主运行津液和通行元气。

## 二、奇恒之腑

**奇恒之腑**是脑、髓、骨、脉、胆、女子胞的总称。生理功能为主藏精气而不泻。本章只介绍脑及女子胞。

1.脑的生理功能　脑又名**髓海、元神之府**。脑主精神、意识、思维和感觉。

2.女子胞的生理功能　女子胞又称胞宫、子宫。女子胞主持月经和孕育胎儿。

## 三、脏腑之间的关系

### （一）脏与脏之间的关系

1.心与肺　　心与肺的关系主要体现为**气和血的关系**。心主血脉，上朝于肺；**肺主宗气**，贯通心脉。心肺相互配合保证气血正常运行，维持人体正常生命活动。

2.心与脾　　心与脾的关系主要表现在**血液的生成和运行方面**的相互为用、相互协同。脾主运化而为气血生化之源，水谷精微经脾转输至心肺，贯注于心脉而化赤为血。心主血脉，心生血养脾以维持其运化功能。血液在脉中正常运行，既有赖于心气的推动而不致迟缓，又依靠脾气的统摄不致逸出脉外，心脾协同，血液运行正常。

3.心与肝　　心与肝的关系主要表现在**血液和精神、情志**方面。人体的血液，生化于脾，贮藏于肝，通过心以运行全身。心之行血功能正常，则血行正常，肝有所藏；若肝不藏血，则心无所主，血液运行失常。心藏神，主精神活动；肝主疏泄，调畅情志。两者协调，维持正常精神、情志活动。

4.心与肾　　心与肾的关系主要表现在**水火既济、精神互用、君相安位**方面。心在五行属火，位居于上而属阳；肾在五行属水，位居于下而属阴。从阴阳、水火的升降理论来说，在下者以上升为顺，在上者以下降为和。心火必须下降于肾，与肾阳共同温煦肾阴，使肾水不寒；肾水必须上济于心，与心阴共同涵养心阳使心火不亢。这种心肾阴阳升降的动态平衡，使心肾功能协调，称为"心肾相交"或"水火既济"。

5.肺与脾　　肺与脾的关系主要表现在**气的生成和津液代谢**方面。气的生成主要依赖于肺的呼吸功能和脾的运化功能，**肺所吸入的清气和脾胃所运化的水谷精气是组成气的主要物质基础**。

6.肺与肝　　肺与肝的关系主要表现在**调节人体气机升降**方面。**肺气肃降，肝气升发**，两者相互制约协调，以维持人体气机的正常升降出入。

7.肺与肾　　肺与肾的关系主要表现在**水液代谢、呼吸运动及阴阳互资**方面。肺主宣降，通调水道，由脾上输的水液，赖肺气的宣降作用，敷布于全身，下输于肾，肾主水液，下达于肾之水，经肾阳的气化作用，使清者升腾至肺，浊者流入膀胱变成尿液，通过肾的气化作用排出体外，从而保证正常的水液代谢。

8.肝与脾　　肝与脾的关系主要表现在**食物的消化和血液生成、贮藏及循行**两方面。肝主疏泄，脾主运化。肝的疏泄功能正常，脾胃升降协调，脾的运化功能健旺；脾气健运，水谷精微才能不断输送和滋养于肝，使肝的功能得以发挥。

9.肝与肾　　肝与肾的关系主要表现在**精血互生和阴液相通**两方面。肝藏血，肾藏精。精和血都靠饮食营养化生，精和血之间相互资生。肝血有赖肾精的滋养，肾精亦需肝血所化之精补充，肝血肾精之间可相互资生转化，故有"肝肾同源""精血同源"之说。

10.脾与肾　**脾与肾的关系**主要表现在**先后天相互资生和水液代谢**方面。**脾主运化，为后天之本。肾藏精，为先天之本。**脾之运化功能需借助肾阳的温煦，肾中精气有赖于脾运化的水谷精气的培育充养，先后天相互资生，相互促进。肾主水，脾主运化水液。脾运化水液有赖于肾阳的蒸腾气化；肾主水，司开合，有赖脾气制约。两脏相互协作共同参与水液代谢。

## （二）六腑之间的关系

六腑之间的关系主要体现在食物的消化、吸收和废物排泄过程中的相互联系和密切配合。

## （三）脏与腑之间的关系

五脏与六腑之间的关系主要是阴阳表里的关系。**心与小肠相表里，肺与大肠相表里，脾与胃相表里，肝与胆相表里，肾与膀胱相表里。**

# 第四章 气、血、津液

## 一、气

### (一)气的基本概念

气是人体内活力很强、运行不息的极精微物质，是构成人体和维持人体生命活动的基本物质之一。气运行不息，推动和调控人体内的新陈代谢，维系人体的生命活动。

### (二)气的生理功能

1.**推动作用** 是指气的**激发、兴奋和促进**等作用。主要表现在激发和促进人体的生长发育及生殖功能，激发和促进各脏腑经络的生理功能，激发和促进精、血、津液的生成与运行，激发和兴奋精神活动。

2.**温煦作用** 是指**阳气温煦人体**的作用。主要表现在维持机体相对恒定的体温，有助于各脏腑、经络、组织、器官进行正常的生理活动及精、血、津液的正常循行和输布。

3.**防御作用** 是指**气护卫机体，抗御邪气**的作用。主要表现在邪气不易入侵，或虽有邪气侵入，也不易发病，即使发病，也易于治愈。

4.**固摄作用** 是指气对于体内血、津液等液态物质的**固护、统摄和控制**作用。主要表现在固摄血液、汗液、精液等，防止其丢失。

5.**气化作用** 是指通过气的运动而产生的各种生理功能效应。主要表现在精、气血、津液各自的新陈代谢及其相互转化。

### (三)气的分布和分类

人体之气，由先天之精和水谷之精所化之气，加之吸入的自然界清气，经过**脾、胃、肺、肾**等脏腑生理功能的综合作用而生成，分布于全身，无处不到。但具体来说，由于生成来源、分布部位及功能特点的不同，**气分为元气、宗气、营气和卫气4种**。

## 二、血

### (一)血的基本概念

血是循行于脉中富有营养的红色液态物质，是构成人体和维持人体生命活动的基本物质之一，**由脾胃运化的水谷之精微所化生。血由心所主，藏于肝，统于脾，循行于脉中**，对人体各脏腑组织器官具有濡养作用。

### （二）血的生理功能

**1.濡养**　血液由水谷精微所化生，含有人体所需的营养物质。血在脉中循行，内至五脏六腑，外达皮肉筋骨，不断地对全身各脏腑、组织、器官起着濡养和滋润作用。《难经·二十二难》将血液的这一重要功能概括为"血主濡之"。

**2.化神**　血是机体精神活动的主要物质基础，**血液充盛，才能产生充沛而舒畅的精神情志活动**。若血液亏耗，可出现精神疲惫、健忘、失眠、多梦、烦躁、惊悸，甚至神志恍惚、谵妄、昏迷等病症。《素问·八正神明论》说："血气者，人之神，不可不谨养。"

### （三）血的运行

血液运行于脉道之中，循环不已，流布全身，血液的正常运行与**心、肺、肝、脾**等脏腑的功能密切相关。

## 三、津液

### （一）津液的基本概念

津液是津和液的总称，是机体一切正常水液的总称，包括各脏腑、形体、官窍的内在液体及其正常的分泌物。

### （二）津液的代谢

**1.津液的生成**　津液来源于饮食水谷，主要与**脾、胃、小肠、大肠**等脏腑的生理活动有关。**胃主受纳腐熟，小肠泌别清浊**，将水谷精微和水液大量吸收后将食物残渣下送大肠。**大肠主津**，在传导过程中吸收食物残渣中的水液。胃、小肠、大肠所吸收的水谷精微及水液均上输于脾，通过脾气的传输布散到全身。

**2.津液的输布**　津液的输布主要是依靠脾、肺、肾、肝和三焦等脏腑生理功能的协调配合完成。**脾主运化水液**，上输于肺；**肺主宣发肃降，通调水道；肾为水脏，对津液输布代谢起主宰作用；肝主疏泄，调畅气机**，气行则水行，保持水道畅通；三焦为水液和诸气运行的通路。若脾失健运，肺失宣降，肾失气化，肝失疏泄，三焦水道不利，则会导致津液输布代谢障碍，水液停聚，痰饮水湿内生，发为多种病证。

**3.津液的排泄**　津液的排泄主要通过排出尿液和汗液来完成，呼气和粪便也能带走部分津液。因此，**津液的排泄主要与肾、肺、脾的生理功能有关**。肾为水脏，开窍于前后二阴，司二便的开合，尿液的产生依赖于肾气的蒸化功能，膀胱贮存、排泄尿液的作用依赖于肾气的作用；肺气宣发，将津液外输于体表皮毛，津液在气的蒸腾激发作用下形成汗液，由汗孔排出体外；脾主运化水液，有利于津液的正常排泄。

### （三）津液的功能

**1.滋润濡养**　津液布散于体表能滋润皮毛肌肉，渗入体内能濡养脏腑，输注于孔窍能滋润鼻、目、口、耳等官窍，渗注于骨、脊、脑能充养骨髓、脊髓、脑髓，流入关节能滋润骨节使关节滑利、屈伸自如等。

2.**充养血脉**　津液入脉，化生为血液，以循环全身发挥滋润、濡养作用。由于津液和血液都是水谷精微所化生，二者互相渗透转化，故有"津血同源"之说。

# 第五章 辨 证

## 一、八纲辨证

八纲，即阴、阳、表、里、寒、热、虚、实八个纲领。八纲辨证是通过四诊收集到的资料，进行分析综合，以概括病变的大体类别、部位、性质及正邪盛衰等方面的情况，并将之归纳为阴、阳、表、里、寒、热、虚、实八类证候。

### （一）表里

表里是**辨别疾病部位深浅**、**病情轻重和病势趋向**的一对纲领。

1.**表证** 表证是六淫外邪从皮毛、口鼻侵入机体，病位浅，在肌肤的证候，是**外感病的初起阶段**。具有起病急、**病程短**、**病位浅和病情轻**的特点。

**表寒证**：**恶寒重**，**发热轻**，头身疼痛明显，**无汗**，**流清涕**，**口不渴**，舌质淡。

**表热证**：**发热重**，**恶寒轻**，头痛，咽喉疼痛，**有汗**，**流浊涕**，**口渴**，舌质稍红，苔薄白不润，脉浮数。

表虚证：恶风，恶寒有汗，舌质淡，舌苔薄白，脉浮而无力。

2.**里证** 里证是泛指**病变部位在内**，因脏腑、气血、骨髓等受病所反映的证候。具有**病程长**、**病位深**、**病情复杂**等特点。

3.**半表半里证** 是指病邪既不在表，又未入里，**介于表里之间**，表现为寒热往来，胸胁胀满，口苦咽干，心烦，欲呕，不思饮食，目眩，舌尖红，苔黄白，脉弦。

### （二）寒热

寒热是**辨别疾病性质**的一对纲领。

1.寒证 寒证是机体感受寒邪，或阳虚阴盛，功能活动衰退所表现的证候。

**实寒证**：**畏寒**，**四肢冷痛**，口不渴或喜热饮，肤色紫暗，面青，脉细而涩等；寒邪直中脏腑，舌淡，苔润，**脉沉迟**等。

**虚寒证**：**怕冷恶寒**，**四肢不温**，面色白，脘腹冷痛，**喜按喜暖**，舌淡，苔白等。

2.热证 热证是机体感受热邪，或阳盛阴虚，功能活动亢进所表现的证候。

实热证：热邪入侵，里热炽盛，或痰瘀，宿食阻滞所致的热性病证。

虚热证：多为阴不制阳而出现阳的相对偏亢，**多见五心烦热**、**咽燥口干**、**舌红**、**少津**、**脉细数**等。

### （三）虚实

虚实是**辨别邪正盛衰**的一对纲领，主要反映病变过程中人体正气的强弱和致病邪气的盛衰。

1.虚证 虚证是人体正气虚弱、不足所产生的各种虚弱证候。

气虚证：语言低怯，气短懒言，易疲乏，精神不振，体质虚弱。

血虚证：面色淡白或萎黄，口唇、眼睑、爪甲色淡，心悸多梦，手足发麻，头晕眼花，四肢倦怠，肌肉消瘦，妇女经血量少色淡、衍期甚或闭经，舌淡，脉细。

**阴虚证**：急躁易怒，头痛眩晕，耳鸣，眼干畏光或肢体麻木，面色潮红，舌红，少津。

**阳虚证：恶寒肢冷，腰背酸软，**男性阳痿、早泄，女性经少，性欲低下。

2.实证 实证反映邪气太盛，而正气尚未虚衰，邪正相争剧烈。

## （四）阴阳

阴阳是**概括证候类别**的一对纲领，是八纲辨证的总纲。

1.**阴证** 阴证为体内阳气虚衰或寒邪凝滞的证候。临床表现为精神萎靡，面色晦暗，**身寒肢冷，**短气懒言，语声低微，喜静，**不渴或喜热饮，**腹痛喜按，舌质淡嫩，舌苔润滑，脉沉迟细弱。

2.**阳证** 阳证为体内热邪炽盛或阳气亢盛的证候。临床表现为精神亢奋，面色发红，**身热肢温，**卧喜伸展，气粗多言，语声洪亮，喜动，舌质红绛，苔黄，脉象多洪数有力。

## 二、脏腑辨证

脏腑辨证是根据五脏六腑的生理功能和病理特点，对通过四诊所收集的临床资料进行分析、归纳，从而判断疾病所在的脏腑部位及病性的一种辨证方法。

### （一）脏病辨证

1.心

**心血虚证**：面色不华，脉细无力，唇舌色淡等。

**心阴虚证**：面颊潮红，盗汗，口干，舌红，少津，脉细数等。

心气虚证：倦怠，神疲无力，舌淡白等。

心阳虚证：畏寒肢冷，胸闷作痛，苔滑，面色暗滞等。

**心火亢盛证**：失眠梦多，口舌生疮，小便短赤、灼热涩痛，舌尖红绛，苔黄，脉数等。

心脉痹阻证：心悸怔忡，胸前闷痛或刺痛，痛可引肩背部等。

痰迷心窍证：神情呆滞，精神抑郁，行为怪癖，或神志昏迷，舌苔白腻，脉滑或弦脉等。

2.肺

**肺气虚证：咳嗽无力、气短喘促，**易疲乏、感冒，面色苍白，舌淡，苔白，脉象虚弱等。

**肺阴虚证：咳痰难咯、无痰或痰少黏稠**或咳痰带血，声音嘶哑，舌红，苔少，脉象细数等。

**风寒束肺证：咳嗽喉痒，痰少色白质稀**，苔薄白，脉浮，头痛身痛，鼻塞清涕等。

**风热犯肺证**：咳嗽，气促，咽痛口渴，鼻塞浊涕，发热，舌尖红，苔薄黄，脉浮数等。

**燥邪犯肺证：干咳无痰或痰少而黏**，鼻干咽燥，苔薄而干，无汗或少汗，脉细数或浮等。

**肺热壅盛证**：发热，咳喘息粗，咽喉红肿疼痛，舌红，苔黄，脉洪数等。

3.脾

**脾气虚证**：纳少腹胀，**大便溏薄**，肢体倦怠，少气懒言，舌淡，苔白，脉缓弱等。

**脾阳虚证**：腹胀纳少，腹痛喜温喜按，畏寒肢冷，周身浮肿，小便不利，舌淡，苔白，脉沉迟无力等。

脾不统血证：便血，妇女月经过多、崩漏，食少便溏，神疲乏力，面色无华，舌淡，苔白，脉细弱等。

寒湿困脾证：泛恶欲吐，口淡不渴，头身困重，面色晦黄，肢体浮肿，小便短少，舌淡，苔白，脉濡缓等。

4.肝

**肝气郁结证**：肝失疏泄、气机郁滞所表现的证候。可见情志抑郁或急躁易怒，胸闷不舒，痛经，或乳房胀痛，脉弦等。

**肝阳上亢证**：易怒，头痛，目胀，面红目赤，头晕耳鸣，失眠多梦，腰膝酸软，舌红，少津，脉弦细数等。

肝火炽盛证：头晕胀痛，面红目赤，口苦咽干，大便秘结，小便黄赤，舌红，苔黄，脉弦数等。

肝风内动证：眩晕欲仆、抽搐、震颤等，可分为肝阳化风、热极生风及血虚生风等。

**肝阴虚证**：头晕耳鸣，两目干涩，面部烘热，潮热盗汗，胁肋胀痛，舌红，少津，脉弦细数等。

**寒凝肝脉证：少腹牵引睾丸坠胀冷痛**，受寒则盛，得热则缓，舌苔白滑，脉沉弦或迟等。

肝胆湿热证：胁肋胀痛，口苦，腹胀，纳少呕恶，大便不调，小便短赤，舌红，苔黄腻，脉弦数等。

5.肾

**肾阳虚证：腰膝酸软而痛**，畏寒肢冷，精神萎靡，舌淡苔白，脉沉弱，或**男子阳痿**、女子宫寒不孕等。

**肾阴虚证**：腰膝酸软，眩晕耳鸣，失眠多梦，男子遗精早泄，女子经少经闭，形体消瘦，潮热盗汗，舌红，少津，脉细数等。

肾不纳气证：久病咳喘，呼多吸少，气短，声音低怯，舌淡苔白，冷汗淋漓，肢冷面青，脉浮大无根或脉细数，舌红等。

肾虚水泛证：水肿，小便短少，心悸气短，畏寒肢冷，面色㿠白，甚者心悸胸闷，喘促难卧，腹大胀满，舌淡，苔白，脉沉迟等。

## （二）腑病辨证

1.胆

虫扰胆腑证：右胁绞痛，痛引肩背，痛时弯腰屈膝，辗转不安，恶心、呕吐，脉微而伏等。

胆郁痰扰证：头晕，目眩，耳鸣，惊悸不安，烦躁不寐，胸闷，呕恶，舌黄，苔腻，脉弦滑等。

2.胃

胃热炽盛证：胃脘灼痛，吞酸嘈杂，或渴喜冷饮，消谷善饥，大便秘结，小便短赤，舌红，苔黄，脉滑数等。

胃阴不足证：胃脘隐痛，饥不欲食，大便干结，或时作干呕，舌红，少津，脉细数等。

3.小肠

小肠虚寒证：神疲乏力，畏寒肢冷，腹痛绵绵或时有隐痛，喜暖喜按，肠鸣泄泻，舌质淡，苔薄白，脉沉细等。

小肠实热证：心中烦热，口渴喜凉饮，口舌生疮，尿道灼痛，尿血，舌质红，苔黄，脉数等。

小肠气痛证：小腹隐痛，连及腰背，苔白，脉沉弦或弦滑等。

4.大肠

**大肠湿热证**：腹痛，**下痢脓血**，**里急后重**，色黄而臭，肛门灼热，身热口渴，舌红，苔黄腻，脉滑数等。

大肠液亏证：大便秘结干燥，难以排出，口干咽燥，或伴见口臭，头晕，舌红，少津，脉细涩等。

5.膀胱

**膀胱湿热证**：尿频尿急，排尿艰涩，尿道灼痛，尿黄赤、浑浊或尿血，小腹痛胀迫急，舌红，苔黄腻，脉滑数等。

膀胱虚寒证：**遗尿**、尿急、尿频，苔薄润，脉细弱等。

6.三焦

上焦病证：病邪顺传入中焦，出现脾胃经证候；逆传入心包，出现邪陷心包的证候。

中焦病证：见脾胃之证，如阳明燥热，面红目赤，发热，头胀身重，呼吸气粗，舌苔黄腻等。

　　下焦病证：多为肝肾阴伤之证，表现为身热面赤，手足心热，口干，舌燥，神倦耳聋，舌绛苔少等。

## 三、卫气营血辨证

　　卫气营血辨证是一种论治外感温热病的辨证方法。其将外感温热病发展过程中，不同病理阶段所反映的证候分为卫分证、气分证、营分证和血分证，用以说明病位的浅深、病情的轻重和传变的规律。

　　1.**卫分证**　温热病的初期阶段，温热病邪入侵肌表，卫气功能失调，**主要表现**为发热，微恶风寒，脉浮数等，属于八纲证候中的表热证。

　　2.**气分证**　温热病邪侵入脏腑，**证候特点有发热不恶寒，口渴，苔黄等**。属正盛邪实，阳热炽盛里证。

　　3.**营分证**　湿热之邪，内陷心营，以实质性损害为主要病机。主要证候表现为**身热夜甚，舌红绛，心烦不寐，或神昏等**。

　　4.**血分证**　温邪深入血分，导致**血热亢盛**、**动血耗血**所表现的一类证候，以斑疹密布、出血及舌质深绛为辨证要点。多由营分邪热未解，卫分或气分病邪传入血分或血分的伏邪自里而发等引起。

　　八纲辨证、脏腑辨证、卫气营血辨证的护理要点见"第十章　中医护理的基本内容"。

# 第六章 经 络

## 一、经络的基本知识

**1.经络的概念** 经络是人体内运行气血、联络脏腑、沟通内外、贯穿上下的通路，包括经脉和络脉。经脉是经络的主干部分，以上下纵行为主；络脉是经络的细小部分，从经脉中分出侧行。经络纵横交错，遍布全身，是人体的重要组成部分。

**2.经络的组成** 经络系统由经脉和络脉组成。其中经脉包括十二经脉、奇经八脉，以及附属于十二经脉的十二经别、十二经筋和十二皮部；络脉包括十五络脉和难以计数的浮络、孙络等。

## 二、经脉

**1.十二经脉名称** 十二经脉为十二脏腑所属络的经脉，是经络系统的核心部分，又称为"正经"。十二经脉的名称由手足、阴阳和脏腑三部分组成，分别为手太阴肺经、手阳明大肠经、足阳明胃经、足太阴脾经、手少阴心经、手太阳小肠经、足太阳膀胱经、足少阴肾经、手厥阴心包经、手少阳三焦经、足少阳胆经和足厥阴肝经。十二经脉名称分类见表4-6-1。

表4-6-1 十二经脉名称分类

| 部位经络 | 阴经（属脏） | 阳经（属腑） | 分布部位（阴经行内侧、阳经行外侧） | |
|---|---|---|---|---|
| 手 | 手太阴肺经 | 手阳明大肠经 | 上肢 | 前缘 |
| | 手厥阴心包经 | 手少阳三焦经 | | 中线 |
| | 手少阴心经 | 手太阳小肠经 | | 后缘 |
| 足 | 足太阴脾经* | 足阳明胃经 | 下肢 | 前缘 |
| | 足厥阴肝经* | 足少阳胆经 | | 中线 |
| | 足少阴肾经 | 足太阳膀胱经 | | 后缘 |

　*在小腿下半部和足背部，肝经在前缘，脾经在中线。至内踝8寸处交叉之后，脾经在前缘，肝经在中线。

**十二经脉走向规律：手三阴经从胸走手，手三阳经从手走头，足三阳经从头走足，足三阴经从足走腹胸。** 手三阴经均起于胸中，从胸腔走向手指末端，交手三阳经；手三阳经均起于手指，从手指末端走向头面部，交足三阳经；足三阳经均起于头面部，从头面部走向足趾末端，交足三阴经；足三阴经均起于足趾，从足趾走向腹腔、胸腔，交手三阴经。

# 第七章　病因病机

## 一、病因

中医学病因主要以病证的临床表现为依据，通过分析疾病的症状、体征来推求病因，为治疗护理提供依据。目前常见的病因有7类，此处仅介绍外感病因及内伤病因。

### （一）外感病因

1.六淫的概念及致病特点

（1）概念：六淫是风、寒、暑、湿、燥、火六种外感病邪的统称。

（2）六淫的致病特点

1）外感性：六淫致病，其侵犯途径多从肌表、口鼻而入，或两种同时受邪。

2）季节性：六淫致病常具有明显的季节性。

3）地域性：六淫致病与生活、工作的区域环境密切相关。

4）相兼性：六淫邪气既可单独伤人致病，又可两种以上同时侵犯人体致病。

2.疫病的致病特点　疫病具有传染性强，易于流行；发病急骤，病情危笃；一气一病，症状相似的致病特点。

### （二）内伤病因

1.七情内伤的概念及致病特点

（1）概念：七情是指喜、怒、忧、思、悲、恐、惊七种正常的情志活动，一般情况下不会导致疾病。如果人的情志异常强烈持久，偏激过甚，超越了人体的生理和心理适应能力，或人体正气虚弱，脏腑精气虚衰，对情志刺激的调节适应能力低下，七情就会导致疾病发生或成为疾病发生的诱因，称为"七情内伤"。

（2）七情内伤的致病特点：七情内伤直接伤及脏腑，影响脏腑气机，多发为情志病，影响病情变化。

2.饮食失宜　饮食失宜是指饮食摄入的质和量不适合人体生命活动的需要而致病。主要包括饮食不节、饮食不洁、饮食偏嗜。

3.劳逸失度　劳逸失度分为过度劳累和过度安逸。其中过度劳累包括劳力过度、劳神过度和房劳过度。过度安逸包括安逸少动、气机不畅，阳气不振、正气虚弱，长期用脑过少。

## 二、病机

病机即疾病发生、发展与变化的机制。

1.**邪正盛衰** 邪正盛衰是指在疾病过程中，**机体的抗病能力与致病邪气之间相互斗争所发生的盛衰变化**。其直接关系着疾病的发生发展、转归和**病证的虚实变化**。

2.**阴阳失调** 阴阳失调是**阴阳消长失去平衡协调**，是人体阴精、阳气等各种生理性矛盾和关系遭到破坏的概括，是疾病发生、发展的内在根据。

3.**气、血、津液失常**

（1）气的失常

1）气不足：又称"气虚"，是指元气耗损，**功能失调，脏腑功能衰退**，抗病能力下降的病理状态。

2）**气行失常**：是指气的升降出入运行失常的病理状态。

（2）**血的失常**：是指血不足和血行失常（出血和血瘀）的病理变化。

（3）津液的失常

1）**津液不足**：是指**津液在数量上的亏少，导致内则脏腑，外而孔窍、皮毛，失其濡润滋养作用**，因之产生一系列干燥失润的病理状态。常见口、鼻、皮肤干燥，大吐，大泻，多尿时所出现的目陷、螺瘪，甚则转筋等。若热病后期或久病伤阴，则见舌光红、无苔或少苔，唇舌干燥而不引饮，形瘦肉脱，肌肤毛发枯槁，甚则肉瞤，手足震颤蠕动等临床表现。

2）**津液输布、排泄障碍**：是指津液得不到正常的输布，导致津液在体内环流迟缓，或在体内某一局部发生滞留，因之产生的**津液不化、水湿内生、酿痰成饮**的一系列病理状态。

# 第八章　防治原则

## 一、预防

**1.未病先防**　未病先防是指**在疾病未发生之前，采取各种预防措施**，增强机体的正气，消除有害因素的侵袭，以**防止疾病的发生**。

（1）**护正气以抵外邪**　《素问·刺法论》中指出"正气存内，邪不可干"。正气充足，阴阳气血旺盛，脏腑功能健全，机体抗病能力强，故**调养正气是提高抗病能力的关键**。可适时起居，劳逸结合；调理饮食，顾护脾胃；**调摄精神**，锻炼身体；房劳有度，保精抗衰。

（2）**避虚邪以安其正**　病邪疫毒是导致疾病发生的重要条件。因此，未病先防除了要养护人体的正气，还应注意避免病邪的侵害。

**2.既病防变**　既病防变是指在发生疾病以后要早期诊断、早期治疗，防止疾病进一步发展。疾病初期，病情较轻，病位表浅，正气未衰，如积极治疗，较易治愈。

## 二、治则

**1.正治与反治**　在疾病过程中，病有本质与征象一致者，有本质与征象不一致者，故有正治与反治的不同。正治与反治，是指所用药物性质的寒热、补泻效用与**疾病的本质、征象之间的从逆关系**。

**2.治标与治本**　"本"和"标"是一个相对的概念，主要是用以说明病变过程中各种矛盾的主次关系。如从邪正双方来说，则**正气是本，邪气是标**；从病因与症状来说，则**病因是本，症状是标**；从疾病先后来说，则**旧疾、原发病是本，新病、继发病是标**。

**3.扶正与祛邪**　疾病过程是正气与邪气矛盾双方互相斗争的过程。邪正斗争的胜负决定着疾病的进退。故扶正祛邪是指导临床治疗的一个重要法则。

**4.三因制宜**　**因时制宜**是指根据不同季节气候的特点；**因地制宜**是指根据地理环境与生活习惯的特点；**因人制宜**是指根据病人的年龄、性别、体质等不同特点，制定适宜的治疗、护理原则。

# 第九章　中医护理的基本特点和原则

## 一、中医护理的基本特点

1.**整体观念**　所谓整体观念，即认为事物是一个整体。组成事物整体的各个要素互相联系、不可分割，事物与事物之间密切联系，相互影响。**中医护理学整体观念将其研究对象"人"看作一个有机整体**，重视人体五脏六腑之间的统一，人与自然环境、社会环境的统一。

2.**辨证施护**　辨证施护由辨证和施护两部分组成。**辨证**是指将四诊所收集的病情资料进行分析概括，并**判断为某种性质的证**。**施护**则是根据辨证的结果，确立相应的护理原则和方法，**制订出护理计划和具体的护理措施**。

## 二、中医护理的基本原则

1.**预防为主**　所谓预防是指采取一定的措施，**防止疾病的发生与发展**。护理工作中要做好预防疾病的宣传教育，并实施具体措施。

2.**护病求本**　护病求本是治病求本在中医临床护理中的应用。**护病求本是指在治疗疾病时必须寻找出疾病的本质，针对本质进行治疗**。在疾病发生、发展的过程中，会出现病情表现与疾病本质一致或不一致的情况，故有正护法与反护法。

（1）**正护法**：又称为**逆护法**，是指疾病的临床表现和其本质相一致情况下所实施的治疗护理方法。"逆"指的是逆其证候性质和表象而治疗护理。

（2）**反护法**：又称为**从护法**，是指**顺从疾病外在表现的假象性质而治的一种治疗护理方法**。它所采用的方药性质及方法与疾病证候中假象的性质相同，故称为从治（从护）。它适用于疾病的征象与其本质不完全一致的病证。

3.**标本缓急**　**是指分清疾病的标与本，有利于从复杂的疾病矛盾中找出和处理其主要矛盾或矛盾的主要方面**。从护病而言，总以护本为要务，但是在疾病发展过程中的不同阶段，会受到多种不同因素的影响，病情出现轻重缓急的不同表现，护理上应了解疾病的全过程，综合进行分析，才能透过现象看到本质，然后配合治疗，采用"**急则护其标，缓则护其本，标本俱急则宜标本兼护**"。这是处理疾病过程中不同矛盾的灵活方法，同样也是针对疾病的本质而言。

4.**同病异护，异病同护**　是指临床上一种病可以包括几种不同的证，不同的病在其发展过程中也可以出现同一种证，**治疗护理时不仅辨病，更应辨证，以证而确定施治和施护方法**，则出现了中医学特有的"**同病异护**"和"**异病同护**"。这种针对疾病发展过程中不同质的矛盾用不同方法来解决的治疗护理方法，是辨证施护的精神实质。

**5.三因制宜** 是指**因时制宜、因地制宜和因人制宜**。由于天时、气候因素，地域、环境因素，患病个体的性别、年龄、体质、生活习惯等因素对于疾病的发生、发展变化与转归有着不同程度的影响，因而在临床护理中，要学会全面看问题。除了掌握一般护理原则，还要根据具体情况具体分析，掌握每一位病人每一种疾病的共性以及特性，灵活对待，根据病人所处的季节、地域、病人个体情况制订不同的护理措施。

# 第十章 中医护理的基本内容

## 一、病情观察

### （一）目的

护理人员准确地发现病情变化，掌握疾病发展变化的规律，做到及时发现，及早治疗，防止疾病恶化，减少并发症发生，为治疗和护理提供依据。

### （二）主要方法及内容

1.运用四诊的方法，收集病情资料 《医宗金鉴·四诊心法要诀》指出："**望以目察，闻以耳占，问以言审，切以指参。**"护理人员在临床工作中应运用四诊的方法，有目的地对病情进行观察和分析，以收集病情变化的资料，从而为制订护理计划、实施辨证护理提供依据。

（1）望诊：是指**运用视觉**，对病人全身和局部的病情，如色、神、形、态、头颈、五官、躯体、四肢、皮肤、络脉及排泄物、舌苔等**有目的地进行观察**，以推断体内的变化，作为辨证施护的依据。

（2）闻诊：是**通过听声音和嗅气味以了解病人病情变化**的诊察方法。听声音是指通过听病人的语言、呼吸、咳嗽、呕吐、呃逆等各种声响，来判断疾病的寒热虚实。嗅气味是指通过嗅辨病人身体之气，其分泌物、排泄物之气及所居病室之气的变化，以观察疾病的方法。

（3）问诊：是在望诊、闻诊的基础上，通过**有目的地询问病人本人或陪诊者**，以了解病情的一种方法。问诊可问寒热、汗、疼痛、头身胸腹不适、耳目、睡眠、饮食口味、二便、经带等。

（4）切诊：包括脉诊和按诊，是医护人员用**手在病人体表的一定部位进行触、摸、按**、压，以了解疾病内在变化和体表反应的一种诊察方法。

2.确定护理问题，明确护理措施 通过四诊所获得的病情资料进行辨证分析，辨明疾病病因、病位、病性，提出护理问题，为辨证施护提供依据。

3.评价护理效果，及时修订护理措施 辨证施护后观察护理效果，及时评价，修改和补充所制订的护理计划及措施，使其能够符合病情变化的规律。

## 二、情志护理

### （一）情志护理的原则

诚挚体贴、因人施护、怡情养性、避免刺激是情志护理的原则。护理人员应以和蔼、诚恳的态度和同情、关怀的心情，运用科学知识处理病人的心理反应。

## （二）情志护理的方法

**1.说理开导法**　是指通过运用正确、巧妙的语言，**对病人进行劝说开导，使病人端正对事物的看法**，从而自觉地调摄情志，提高战胜疾病的信心，积极配合治疗，使机体早日康复。

**2.释疑解惑法**　是指根据病人存在的心理疑虑，通过一定的方法，**解除病人对事物的误解、疑惑**，从而恢复健康。

**3.宣泄解郁法**　是让病人**把抑郁于胸中的不良情绪宣达、发泄出去**，从而尽快恢复正常情志活动，维系愉悦平和心境的方法。

**4.移情易性法**　是通过一定的方法和措施**转移或改变人的情绪和注意力**，以摆脱不良情绪的方法。

**5.以情胜情法**　是指有意识地**采用一种情志抑制另一种情志**，达到淡化，甚至消除不良情志，保持良好精神状态的一种方法。

**6.暗示法**　是指医护人员运用**语言、情绪、行为、举止等给病人以暗示，从而使病人解除精神负担**，相信疾病可以治愈，增强战胜疾病信心的治疗及护理方法。

**7.顺情从欲法**　是指顺从病人的**意志、情绪，满足病人的身心需要**，以解除病人因情志意愿不遂所致病证的一种方法。

## 三、饮食护理

### （一）饮食调护的基本要求

**1.饮食有节**　饮食要有节制，不可过饥过饱。切忌饥饱不定、暴饮暴食，以免伤及脾胃。

**2.饮食有方**　饮食要正确，进食细嚼慢咽，不可过快或没嚼烂就咽下，食物硬软适当、冷热适宜。

**3.合理膳食**　食物有四气五味，各有归经，若饮食偏嗜，则可导致人体脏腑阴阳失调而发生多种疾病，如过食寒凉易损伤脾胃阳气，过食辛热则易助火伤阴。

**4.辨证施食**　饮食护理中应根据病证、病位、病性及年龄、体质、天时地利诸因素，结合食物的性味归经选择食物，遵循"寒者热之""热者寒之""虚则补之""实则泻之"的调护原则，注意饮食宜忌，做到因证施食、因时施食、因地施食和因人施食。

### （二）饮食的性味与功效

食物具有寒、热、温、凉之四性，辛、甘、酸、苦、咸之五味，以及升降浮沉四种不同的作用趋向。食物性味及功效见表4-10-1。

表4-10-1　食物性味及功效

| 性味 | 功效 | 食物举例 |
|------|------|---------|
| 寒性（苦寒、甘寒） | 清热、泻火、解毒 | 苦瓜、冬瓜、马齿苋、茭白、芦笋、海带、紫菜、蛤蜊、蟹、藕、柚、甘蔗、香蕉、西瓜、荞麦 |
| 凉性（甘凉） | 清热、养阴 | 芹菜、丝瓜、黄瓜、茄子、萝卜、荸荠、莴苣、枇杷、草莓、柠檬、苹果、粟米、大麦 |
| 热性（辛温、辛热） | 温中散寒、益火助阳 | 辣椒、桂皮、胡椒 |
| 温性（甘温） | 温中、补气、通阳、散寒 | 芫荽、蒜、葱、韭菜、花椒、鳝鱼、鸡肉、红糖、石榴、荔枝、桃、杏、糯米、高粱 |

## （三）饮食宜忌

饮食宜忌是根据病证的寒热虚实、阴阳偏盛，结合食物的五味、四性、升降浮沉及归经等特性确定的。食物的性味、功效等应与疾病的属性相适应，否则会影响治疗结果。如脾胃虚寒腹泻病人忌食寒凉生冷食物；热证病人宜食寒凉平性之品，忌食辛辣醇酒炙烤等热性食物，如辣椒、姜、葱、蒜、酒及油炸之品；阳虚者宜温补，忌用寒凉；阴虚者宜滋补、清淡，忌用温热；虚证病人多伴有脾胃虚弱、消化吸收功能减退，应以清淡而富于营养的食物为宜，不宜食耗气损津、腻滞难化的食物。另外，中医学将能引起旧疾复发，新病增重的食物称为发物，如腥、膻、辛辣等食物，为风热证、痰热证、斑疹疮疡病人所禁忌。

## 四、服药护理

### （一）服药时间

汤剂一般每日1剂，煎2次分服，**2次间隔时间为4~6小时，服药与进食间隔1小时左右。对胃肠有刺激性的药物及消食药宜饭后服；补益药宜空腹服；驱虫药、攻下药宜空腹服；峻下逐水药宜晨起空腹时服。**

部分药物还应在特定的时间服用，如截疟药宜在疟疾发作前的2小时服用；安神药治疗失眠多梦时宜在睡前服；涩精止遗药也应晚间服；缓泻通便药宜睡前服。

### （二）服药温度

服药温度是指中药汤剂的温度或用于送服的水、酒、药汁等液体的温度。常有温服、热服、冷服之分。

1.温服　一般汤剂均宜温服。对胃肠有刺激的药物，如乳香、没药等易引起恶心、呕吐，温服则可减轻其不良反应。

2.热服　**寒证宜热药热服**，属"寒者热之"。回阳补益药、发汗解表药、活血化瘀药均应热服。

3.冷服　**热证宜寒药冷服**，属"热者寒之"。止血、收敛、清热、解毒、祛暑等汤剂均应冷服。

## （三）服药剂量

每日1剂，视病情2~3次分服，每次200~250ml。病情急重者，可每隔4小时左右用1次。应用药力较强的药，如发汗药、泻下药，服药应中病即止，避免损伤正气。**呕吐病人宜小量频服**。小儿等特殊病人根据病情需要可浓煎顿服。中成药根据剂型不同及要求可给予片、丸、粒、克等单位药量服用，小儿按要求和年龄酌情减量。

## （四）服药方法

1.一般丸剂、片剂、胶囊、滴丸等用白开水送服。祛寒药可用姜汤送服，祛风湿药宜用黄酒送服。

2.散剂、酊剂、膏剂、细丸及某些贵重细料药物，不必煎煮，可用白开水或汤药冲服或含服。

3.番泻叶、胖大海等容易出味的药，可用沸水浸泡后代茶饮。

4.呕吐病人在服药前先服少量姜汁，亦可先嚼少许生姜片或橘皮，预防呕吐。汤药应浓煎，少量多次服用。

5.婴幼儿、危重病人，可将药调化后喂服。

## （五）服药期间的观察护理

1.观察汗出，如服用解表药后应多饮热开水、热汤或稀粥，以助药力、助发汗。

2.观察大便，如服泻下药、驱虫药后，注意观察大便的性状、颜色、数量、气味、有无虫体的排出等。

3.观察小便，如服排石药后要注意病人小便中有无结石排出。

## （六）汤药煎煮法

1.容器　**容器通常选择带盖的陶瓷砂锅、瓦罐**。

2.用水　煎药用水以洁净、矿物质少为原则。水量应根据药物的性质、药量、吸水程度和煎煮时间而定。一般汤剂经水煎2次。**第一煎加水至以淹过药物表面3~5cm为宜，第二煎加水至以淹过药物表面2~3cm为宜**。

3.浸泡　煎药前多数药物宜用冷水浸泡，一般浸泡半个小时到1个小时为宜。夏季浸泡时间不宜过长，以免变质。

4.火候　一般药物先用武火（火力大而急）煮沸后改用文火（火力小而缓）；祛寒解表药宜武火快煎；**滋补类调理药物先用武火煎沸后改用文火慢熬**。

5.时间　时间应根据药物气味、质地的不同而定。**一般药物头煎20~30分钟**

（**按煮沸后计时，下同**），**二煎10~15分钟**；解表、气味芳香的药物头煎10~15分钟，二煎10分钟左右；滋补类及质地坚实的药物头煎40~60分钟，二煎30~40分钟。

6.特殊药物煎法　矿物类、介壳类药物如石膏、牡蛎，毒性较强的药物如附子、乌头，泥沙多和质轻量大的药物如灶心土（布包）、玉米须先煎。气味芳香类药物如薄荷、砂仁、藿香后下。绒毛类、粉末类药物如辛夷、滑石粉、旋覆花用纱布包好包煎。贵重药物如人参、羚羊角单味煎煮，即另煎。胶质类或黏性大且易溶的药物如阿胶、鹿角胶需单独加温烊化。某些贵重药物、细料药物、量少的药物和汁液性药物如三七粉、牛黄等不需煎煮，用煎好的其他药液或温开水冲服即可。某些挥发性强、易出味的药物如番泻叶、胖大海等不宜煎煮，泡服即可。

## （七）口服中药的不良反应与处理

过敏是较常见的不良反应。如出现全身皮肤发红、瘙痒、起皮疹，面部浮肿，头痛，头晕，胸闷，心慌，口腔溃疡，肾损伤，胃肠道症状等。一旦出现过敏应立即停药，大部分可痊愈。

# 第十一章　常用中医护理适宜技术

## 一、耳穴压丸法

### (一)概述

耳穴压丸法(耳穴贴压)是采用王不留行籽,刺激耳廓上的穴位或反应点,使局部产生热、麻、胀、痛等刺激的反应,通过经络传导,调整脏腑气血功能,促进机体阴阳平衡,达到防治疾病目的的一种操作方法。

### (二)适应证与禁忌证

1.适应证　常用于缓解各种急、慢性疾病的**失眠**、**疼痛**、**便秘**、**恶心和呕吐**等临床症状。

2.禁忌证　耳廓局部有炎症、冻疮或皮肤溃破者,孕妇。

### (三)操作流程

1.核对医嘱,做好解释。

2.备齐用物携至床旁。

3.协助病人取合理、舒适体位。

4.遵医嘱观察耳部反应点,探查耳穴敏感点,确定贴压穴位。

5.**用75%酒精自上而下、由内到外消毒耳部皮肤。**

6.将王不留行籽贴压于选好的穴位上,并根据病人的疼痛耐受度,给予适当按压,使病人有热、麻、胀、痛的感觉,即"得气"。

7.观察病人局部皮肤,询问有无不适感。

8.操作完毕再次核对医嘱,告知病人注意事项。

9.处理用物。

### (四)注意事项

1.耳穴贴压每次选择一侧耳穴,双侧耳穴轮流使用。

2.夏季易出汗,留置时间为1~3天,冬季留置3~7天。

## 二、湿热敷法

### (一)概述

湿热敷法是将中药煎汤或用其他溶媒浸泡,根据治疗需要选择常温或加热,将中药浸泡的敷料敷于患处,通过疏通气机、调节气血、平衡阴阳,达到**清热解毒**、**消肿止痛**、**收敛止痒**、**控制感染**、**促进皮肤愈合**的一种操作方法。

### （二）适应证与禁忌证

1.适应证　适用于软组织损伤，骨折临床愈合后肢体功能障碍，肩、颈、腰腿痛，膝关节痛，药物外渗引起静脉炎及疖、痈等急性化脓性感染未破溃等症状。

2.禁忌证　**外伤后患处有伤口，皮肤急性传染病**等。

### （三）操作流程

1.核对医嘱，做好解释，注意保暖。

2.备齐用物，携至床旁，根据敷药部位，协助病人取舒适体位。

3.充分暴露患处，必要时用屏风遮挡病人。

4.测试温度，**将敷料浸于38~43℃的药液中**，将敷料拧至不滴水为止，然后敷于患处。

5.及时更换敷料或频淋药液于敷料上，以保持湿度及温度，观察病人皮肤反应，询问病人感受。

6.操作完毕，清洁皮肤，协助病人取舒适体位。

### （四）注意事项

1.将湿热敷垫与皮肤紧密贴附，尤其是颜面、耳后、肛周等部位。

2.湿热敷时单次面积不可过大，应随季节、室温而定，**一般不超过全身面积的1/3**，以免过度的体表蒸发造成脱水。

3.湿热敷药液应新鲜配制，防止药液变质。

## 三、中药泡洗法

### （一）概述

中药泡洗法是借助泡洗时洗液的温热之力及药物本身的功效，浸洗全身或局部皮肤，达到**活血**、**消肿**、**止痛**、**祛瘀生新**等作用的一种操作方法。

### （二）适应证与禁忌证

1.适应证　适用于治疗**外感发热**、**失眠**、**便秘**、**皮肤感染**及中风恢复期的手足肿胀等症状。

2.禁忌证　心肺功能障碍，**出血性疾病病人及孕妇**。

### （三）操作流程

1.核对医嘱，评估病人，做好解释，调节室内温度。嘱病人排空大小便。

2.备齐用物，携至床旁。根据泡洗部位协助病人取合理、舒适体位，注意保暖。

3.将一次性药浴袋套入泡洗装置内。

4.常用泡洗法

（1）全身泡洗法：将药液注入泡洗装置内，**药液温度保持在40℃左右**，水位在病人膈肌以下，全身浸泡30分钟。

（2）局部泡洗法：将40℃左右的药液注入盛药容器内，将浸洗部位浸泡于药液中，浸泡30分钟。

5.观察病人的反应，若感到不适，立即停止，协助病人卧床休息。

6.操作完毕，清洁局部皮肤，协助穿衣，安置舒适体位。

### （四）注意事项

1.糖尿病、心脑血管病病人及妇女月经期间慎用。

2.防烫伤，糖尿病、足部皲裂病人的泡洗温度应适当降低。

3.泡洗过程中关闭门窗，避免病人感受风寒。

4.泡洗过程中加强巡视，注意观察病人的面色、呼吸、汗出等情况，出现头晕、心慌等异常症状，停止泡洗，报告医师。

## 四、灸法

### （一）概述

灸法是借灸火的温热以及药物的作用，刺激经络腧穴或疼痛部位，从而达到防病保健、治病强身的目的。灸法包括艾条灸（悬灸）、艾炷灸（直接灸、间接灸）、温针灸、雷火灸、天灸疗法等。此处介绍悬灸法。悬灸法是采用点燃的艾条悬于选定的穴位或病痛部位之上，通过艾条的温热和药力作用刺激穴位或病痛部位，达到温经散寒、扶阳固脱、消瘀散结、防治疾病的目的。

### （二）适应证与禁忌证

1.适应证　常用于各种虚寒性病证的临床症状，如胃脘痛、泄泻、风寒湿痹、疮疡久溃不敛、月经不调等。

2.禁忌证

（1）凡属实热、阴虚阳亢、邪热内炽引起的发热、咳嗽等症状均不宜施灸。

（2）颜面部、大血管部位有破溃或溃疡的皮肤不宜施灸。

（3）心前区、大血管处、乳头、腋窝、肚脐、会阴、孕妇腹部和腰骶部不宜施灸。

### （三）操作流程

1.核对医嘱，做好解释。

2.备齐用物，携至床旁，再次核对医嘱，遵医嘱确定施灸部位。

3.协助病人取舒适体位，暴露施灸部位，注意保暖及保护病人隐私，必要时屏风遮挡。

4.常用悬灸方法

（1）温和灸：将点燃的艾条对准施灸部位，距离皮肤约2~3cm，使病人局部有温热感为宜，**每处灸10~15分钟**，至皮肤出现红晕为度。

（2）**雀啄灸**：将点燃的艾条对准施灸部位约**2~3cm**，一上一下进行施灸，如此反复，**一般每穴灸10~15分钟**，至皮肤出现红晕为度。

（3）**回旋灸**：将点燃的艾条悬于**施灸部位上方约2cm处**，反复旋转移动范围约**3cm**，**每处灸10~15分钟**，至皮肤出现红晕为度。

5.施灸的顺序一般先上后下，先阳后阴，先灸头项、颈背，后灸腹部、四肢。

6.操作完毕，再次核对医嘱，告知注意事项。

## （四）注意事项

1.一次施灸部位不宜过多，热力要均匀。

2.施灸过程中，严防艾灰、艾火烫伤病人皮肤或衣物。施灸完毕，必须将艾火彻底熄灭。

3.艾灸后如出现小水疱，无须处理，可自行吸收。如水疱较大，可用无菌注射器抽取疱内液体，覆盖无菌纱布，保持干燥，防止感染。

4.孕妇应谨慎施灸，其腹部及腰骶部禁止施灸。

5.小儿和皮肤感觉迟钝的病人，操作时用手指轻触施灸部位皮肤，以感知局部受热程度，防止烫伤。

6.对于体质虚弱、空腹、疲劳的病人，施灸过程中刺激量不可过强，以防发生"晕灸"。晕灸表现为轻者心慌、胸闷、恶心、呕吐，重者可突然意识丧失、昏仆在地、大汗淋漓、面色苍白等。

## 五、拔罐法

### （一）概述

拔罐法是以罐为工具，利用燃烧、抽吸、蒸汽等方法形成罐内负压，使罐吸附于腧穴或相应体表部位，**使局部皮肤充血或瘀血**，达到温通经络、祛风散寒、消肿止痛、吸毒排脓的一种方法。拔罐方法包括留罐法、闪罐法及走罐法。

### （二）适应证与禁忌证

1.**适应证**　用于治疗**风寒湿痹**、**外感风寒**、**咳嗽**、**喘逆**、**跌打损伤**、**胃肠功能失调**及神经、血液、妇科等疾病。

2.**禁忌证**　高热、昏迷、抽搐、全身水肿、恶性肿瘤、各种皮肤病及溃疡、出血性疾病、凝血功能障碍、肌肉瘦削、体质虚弱者不宜拔罐；骨骼凹凸不平及毛发多处、**大血管部位**、**孕妇腹部及腰骶部**不宜拔罐。

### （三）操作流程

1.核对医嘱，根据拔罐部位选择火罐大小及数量，检查罐口周围是否光滑，有无缺损裂痕。排空大小便，做好解释。

2.备齐用物，携至床旁。

3.协助病人取舒适体位。

4.充分暴露拔罐部位，注意保护隐私及保暖。

5.以玻璃罐为例，使用**闪火法、投火法或贴棉法**将罐体吸附在选定部位上。

6.观察罐体吸附情况和皮肤颜色，询问有无不适感。

7.起罐时，左手轻按罐具，向左倾斜，右手食指或拇指按住罐口右侧皮肤，使罐口与皮肤之间形成空隙，空气进入罐内，顺势将罐取下。不可硬行上提或旋转提拔。

8.操作完毕，协助病人整理衣着，安置舒适体位，整理床单位。

## （四）注意事项

1.拔罐时应选肌肉丰厚部位，尽量避开骨骼凹凸不平处、毛发较多的部位，以及皮肤松弛、瘢痕处，**防止罐体脱落**。

2.拔罐过程中尽量减少体位变换，以免罐体脱落。

3.根据治疗部位面积大小选择合适的火罐。

4.**酒精棉球干湿度适宜，防止酒精滴落，烧伤皮肤**。

5.火罐排列距离不宜太近，以免牵拉产生疼痛，或不易吸附牢固。

6.注意观察病人反应，**如有不适立即取罐**。

7.拔罐后皮肤如出现小水疱，无须处理，可外敷纱布，防止擦破。**水疱较大者应消毒后用无菌注射器将水疱内液体抽出，再用无菌敷料覆盖以防感染**。

## 六、刮痧法

### （一）概述

刮痧技术是在**中医经络腧穴理论**指导下，应用边缘光滑的器具，如牛角类、砭石类等刮板，蘸上刮痧油、水或润滑剂等介质，在病人体表一定部位进行相应手法的反复刮动，使局部皮肤出现瘀斑，**通过其疏通腠理、经络，驱邪外出，通调营卫，使脏腑功能和谐**，达到防治疾病目的。

### （二）适应证与禁忌证

1.**适应证** 刮痧技术在临床上常用于外感性疾病所致的不适，如高热、头痛、恶心、呕吐、腹痛、腹泻等，各类骨关节病引起的疼痛，如**腰腿痛、肩关节疼痛**等症状，以及粉刺等。

2.**禁忌证**

（1）严重心脑血管、肝肾功能不全等疾病出现浮肿者。

（2）**有出血倾向的疾病**，如严重贫血、血小板减少性紫癜、白血病、血友病等。

（3）**感染性疾病**，如急性骨髓炎、结核性关节炎、传染性皮肤病、皮肤疖肿包块等。

（4）急性扭挫伤、皮肤出现肿胀破溃者。

（5）刮痧不配合者，如醉酒、精神分裂症、抽搐等。

（6）孕妇的腹部、腰骶部。

## （三）操作流程

1.核对医嘱，评估病人，遵照医嘱确定刮痧部位，排空大小便，做好解释。

2.检查刮痧板边缘有无缺损。备齐用物，携至床旁。

3.协助病人取合理体位，暴露刮痧部位，注意保护隐私及保暖。

4.用刮痧板蘸取适量介质涂抹于刮痧部位。

5.单手握板，将刮痧板放置掌心，用拇指和食指、中指夹住刮痧板，无名指、小指紧贴刮痧板边角，从3个角度固定刮痧板。刮痧时利用指力和腕力调整刮痧板角度，**使刮痧板与皮肤之间夹角约为45°**，以肘关节为轴心，前臂做有规律的移动。

6.刮痧顺序一般为先头面后手足，先腰背后胸腹，先上肢后下肢，先内侧后外侧。逐步按顺序刮痧。

7.刮痧时用力要均匀，**由轻到重**，以病人能耐受为度，**单一方向，不要来回刮**。一般刮至皮肤出现红紫为度，或出现粟粒状、丘疹样斑点，或条索状斑块等形态变化，并伴有局部热感或轻微疼痛。对一些不易出痧或出痧较小的病人，不可强求出痧。

8.观察病情及局部皮肤颜色变化，询问病人有无不适，调节手法力度。

9.**每个部位一般刮20~30次，局部刮痧一般为5~10分钟。**

10.刮痧完毕，清洁局部皮肤，协助病人穿衣，安置舒适体位，整理床单位。

## （四）注意事项

1.**室内空气流通，但忌对流风**，以防复感风寒而加重病情。

2.操作前仔细检查刮痧板其边缘必须光滑无缺，防止刮破皮肤。

3.**刮痧时取单一方向，不宜来回刮**，用力均匀、适中，勿损伤皮肤。

4.刮痧过程中严密观察病情变化，**发现异常应立即停止刮痧**，并报告医生处理。

5.刮痧后嘱病人卧床休息，保持情绪安定，**饮食清淡，忌食生冷油腻之品**。

6.**体弱病重、出血性疾病病人，有皮肤病变处禁用刮痧疗法。**

7.使用过后的刮痧板应消毒后备用。

8.刮痧效果欠佳，要及时改用其他方法。